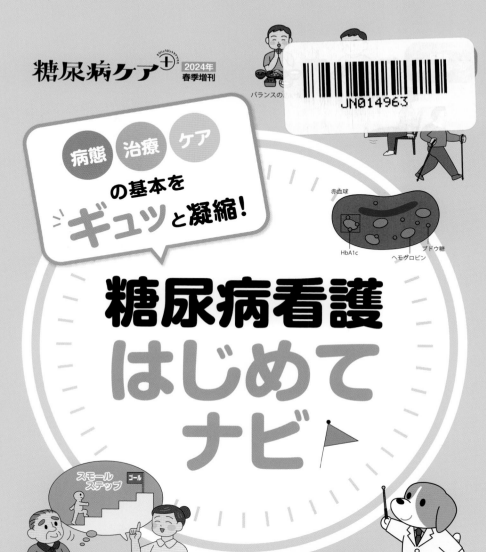

糖尿病ケア＋ 2024年春季増刊

病態 治療 ケア

の基本を **ギュッ**と凝縮！

糖尿病看護 はじめて ナビ

赤血球
HbA1c ヘモグロビン ブドウ糖

スモール ステップ ゴール

編著
京都府立医科大学附属病院 看護部／糖尿病看護認定看護師
肥後直子

MC メディカ出版

はじめに

　糖尿病は、発症してから長い期間つきあっていく疾患です。食事や運動を含む日常生活そのものが療養行動になるため、心理的な負担を抱える患者は多いです。また、残念なことに、糖尿病という疾患に対する周囲からの誤解もいまだに残っています。医療者は、患者を「糖尿病をもつ人」として全人的にとらえ、ときにはチームで協力して、長期的にかかわっていく必要があります。とくに看護師は、患者とかかわる機会が多いため、より専門的な看護が求められます。

　本書では、はじめて糖尿病看護にかかわることになった看護師が知っておきたい知識や患者とのかかわりかたを凝縮して紹介します。この1冊で糖尿病看護の全体像をつかみ、実際に患者とかかわっていただきたいと考えています。みなさまの力になり、頼りにできる1冊です。ぜひお手元において参考になさってください。

2024年1月

京都府立医科大学附属病院 看護部／糖尿病看護認定看護師

肥後直子

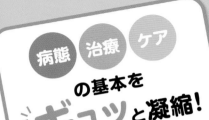

病態　治療　ケア

の基本を
ギュッと凝縮！

糖尿病看護
はじめてナビ

はじめに ・・ 3

編集・執筆者一覧 ・・・ 7

第1章　〘 **糖尿病の基礎知識** 〙

① 糖尿病の病態・分類 （長谷川剛二）・・・・・・・・・・・・・・・・・・・・・・・・・・・・・・・・・・ 10
② 糖尿病の検査・診断 （小倉雅仁）・・・・・・・・・・・・・・・・・・・・・・・・・・・・・・・・・・・・ 16
③ 糖尿病の治療の基本 （田中永昭）・・・・・・・・・・・・・・・・・・・・・・・・・・・・・・・・・・・ 20

第2章　〘 **糖尿病合併症** 〙

① 糖尿病合併症とは （岡田照代）・・・・・・・・・・・・・・・・・・・・・・・・・・・・・・・・・・・・・・ 26
② 急性合併症 （岡田照代）・・ 31
③ 糖尿病性神経障害 （石川万里子）・・・・・・・・・・・・・・・・・・・・・・・・・・・・・・・・・・・ 38

④ 糖尿病網膜症（山下亜希）••••••••••••••••••••••••••••••••• 43

⑤ 糖尿病性腎症（村田裕子）••••••••••••••••••••••••••••••••• 47

⑥ 大血管症（杉本友紀）••••••••••••••••••••••••••••••••••••• 55

⑦ 糖尿病性足病変（鈴木裕美子）••••••••••••••••••••••••••••• 61

⑧ 併存疾患（山田明子）••••••••••••••••••••••••••••••••••••• 66

⑨ 肥満・高血圧・脂質異常症（加藤久代）••••••••••••••••••••• 72

第3章 ┃ 糖尿病食事療法 ┃

① 食事療法の基本的な考えかた（岡井明美）••••••••••••••••••• 78

② 病態に合わせた食事療法（中瀬理恵）••••••••••••••••••••••• 82

③ 妊娠糖尿病の食事療法（江尻加奈子）••••••••••••••••••••••• 87

④ 高齢患者の食事で注意する点（山本成実）••••••••••••••••••• 91

⑤ 糖尿病性腎症の食事（山本成実）••••••••••••••••••••••••••• 96

⑥『食品交換表』とカーボカウント（池端美典）••••••••••••••• 100

第4章 ┃ 糖尿病運動療法 ┃

① 運動療法の基本的な考えかた（安東美瑞穂）••••••••••••••••• 104

② 運動の種類と強度（安東美瑞穂）••••••••••••••••••••••••••• 108

③ 運動療法の実際（中村美津子、要明元気）••••••••••••••••••• 111

④ 運動療法をする患者とのかかわりかた（中村美津子、要明元気）••••••••• 116

糖尿病ケア+ 2024年春季増刊
糖尿病ケア+は株式会社メディカ出版の登録商標です

第5章　糖尿病薬物療法

① 血糖降下薬（山下みどり）・・・ 122

② インスリン製剤（山下みどり）・・・・・・・・・・・・・・・・・・・・・・・・・・・・・・・・・・・・・・・ 137

③ 血糖モニターとインスリンポンプ（窪岡由佑子）・・・・・・・・・・・・・・・・・・・ 142

④ 薬物療法の注意点（窪岡由佑子）・・・・・・・・・・・・・・・・・・・・・・・・・・・・・・・・・・・ 145

⑤ インスリン療法の実際（山本恵美子）・・・・・・・・・・・・・・・・・・・・・・・・・・・・・・・ 147

第6章　糖尿病患者へのフットケア

① 看護師が行うフットケア（畑﨑智子）・・・・・・・・・・・・・・・・・・・・・・・・・・・・・・ 156

② 患者が行うフットケア（セルフケア）（畑﨑智子）・・・・・・・・・・・・・・・・・・ 160

第7章　糖尿病患者への支援

① 糖尿病患者とのかかわりかたの基本（肥後直子）・・・・・・・・・・・・・・・・・・・ 166

② 糖尿病患者のセルフケア支援（肥後直子）・・・・・・・・・・・・・・・・・・・・・・・・・・ 168

③ 低血糖・シックデイ対策（吉田多紀）・・・・・・・・・・・・・・・・・・・・・・・・・・・・・・・ 172

④ 高齢患者への支援（吉田多紀）・・・・・・・・・・・・・・・・・・・・・・・・・・・・・・・・・・・・・ 178

索引・・ 182

表紙・本文デザイン／大西由美子（バウスギャラリー）　表紙・本文イラスト／中村恵子

編集・執筆者一覧

編 集

肥後直子　ひご・なおこ　京都府立医科大学附属病院 看護部／糖尿病看護認定看護師

執 筆 者 (50音順)

● 安東美瑞穂　あんどう・みずほ　医療法人優雅東林間かねしろ内科クリニック 糖尿病・脂質異常症・甲状腺専門外来 看護科長／糖尿病看護特定認定看護師　第4章1, 2

● 池端美典　いけばた・みのり　大阪大学医学部附属病院 看護部／糖尿病看護認定看護師　第3章6

● 石川万里子　いしかわ・まりこ　島根大学医学部附属病院 看護部／糖尿病看護認定看護師　第2章3

● 江尻加奈子　えじり・かなこ　大阪公立大学医学部附属病院 看護部／糖尿病看護特定認定看護師　第3章3

● 岡井明美　おかい・あけみ　和歌山信愛女子短期大学 生活文化学科 食物栄養専攻 教授　第3章1

● 岡田照代　おかだ・てるよ　Nurse Office OKADA ／糖尿病看護認定看護師　第2章1, 2

● 小倉雅仁　おぐら・まさひと　独立行政法人国立病院機構京都医療センター 糖尿病内科 診療科長／糖尿病センター長　第1章2

● 加藤久代　かとう・ひさよ　社会医療法人岡本病院（財団）京都岡本記念病院 看護部 副看護部長／慢性疾患看護専門看護師／糖尿病看護認定看護師　第2章9

● 窪岡由佑子　くぼおか・ゆうこ　兵庫医科大学病院 看護部／糖尿病看護特定認定看護師　第5章3, 4

● 杉本友紀　すぎもと・ゆうき　慶應義塾大学病院 看護部／糖尿病看護認定看護師　第2章6

● 鈴木裕美子　すずき・ゆみこ　社会医療法人財団新和会八千代病院 看護部／糖尿病看護認定看護師　第2章7

● 田中永昭　たなか・ながあき　国家公務員共済組合連合会枚方公済病院 内分泌代謝内科 部長　第1章3

● 中瀬理恵　なかせ・りえ　公益社団法人京都保健会京都民医連中央病院 栄養課 副主任 管理栄養士／日本糖尿病療養指導士　第3章2

● 中村美津子　なかむら・みつこ　金沢医科大学大学院 看護学研究科／糖尿病看護特定認定看護師　第4章3, 4

● 長谷川剛二　はせがわ・ごうじ　医療法人知音会京都新町病院 院長　第1章1

● 畑﨑智子　はたさき・ともこ　横浜市立みなと赤十字病院 看護部／糖尿病看護認定看護師　第6章1, 2

● 肥後直子　ひご・なおこ　京都府立医科大学附属病院 看護部／糖尿病看護認定看護師　第7章1, 2

● 村田裕子　むらた・ゆうこ　高島市民病院 看護部／糖尿病看護認定看護師　第2章5

● 山下亜希　やました・あき　市立大津市民病院 看護局／糖尿病看護認定看護師　第2章4

● 山下みどり　やました・みどり　社会医療法人愛仁会高槻病院 糖尿病看護特定認定看護師　第5章1, 2

● 山田明子　やまだ・あきこ　独立行政法人地域医療機能推進機構九州病院 看護部／慢性疾患看護専門看護師／糖尿病看護認定看護師　第2章8

● 山本恵美子　やまもと・えみこ　国民健康保険小松市民病院 糖尿病看護特定認定看護師　第5章5

● 山本成実　やまもと・なるみ　伊勢赤十字病院 看護部／糖尿病看護認定看護師　第3章4, 5

● 要明元気　ようめい・もとき　金城大学大学院 総合リハビリテーション学研究科　第4章3, 4

● 吉田多紀　よしだ・たき　公益財団法人筑波メディカルセンター筑波メディカルセンター病院 看護部／糖尿病看護特定認定看護師　第7章3, 4

第1章

糖尿病の
基礎知識

1 糖尿病の病態・分類

●医療法人知音会京都新町病院 院長　**長谷川剛二**（はせがわ・ごうじ）

糖尿病の病態

☑糖尿病とは、インスリンの作用不足による慢性の高血糖を主徴とする代謝疾患群です。

☑インスリンの作用不足は、インスリン分泌能低下とインスリン抵抗性（インスリン作用の障害）によって起こります。それぞれの関与の度合いは、症例ごとにさまざまです。

☑インスリン分泌能低下とインスリン抵抗性を起こす遺伝因子に加え、インスリン抵抗性を増大する環境因子として過食、運動不足、肥満、ストレス、加齢などがあります。遺伝因子に環境因子が加わって、糖尿病が発症します（図1）。

☑慢性的に高血糖が持続するということは、体の組織で代謝異常が持続しているということであり、その結果、細小血管症（神経障害、網膜症、腎症）、大血管症（動脈硬化性疾患）などの合併症が発症します。

成因と分類

成因による分類

☑糖尿病の成因は多様です。

☑表は糖尿病と糖代謝異常の成因（発症機序）による分類を示しています[1]。「1型」「2型」「そのほかの特定の機序、疾患によるもの」「妊娠糖尿病」の4つに分類されています。

☑1型糖尿病と2型糖尿病は遺伝因子と環境因子が作用して発症します。

1型糖尿病とは

☑1型糖尿病はインスリンを合成・分泌する膵β細胞が物理的に破壊・消失することによって起こります（図2）。遺伝因子と何らかの誘因・環境因子（ウイルス感染、食品添加物などの可能性が報告されている）が関与します[2]。

☑経時的にインスリンの絶対的な欠乏（インスリン依存状態）に至ることが多いです。

☑小児～思春期に多いですが、中高年でもみられます。

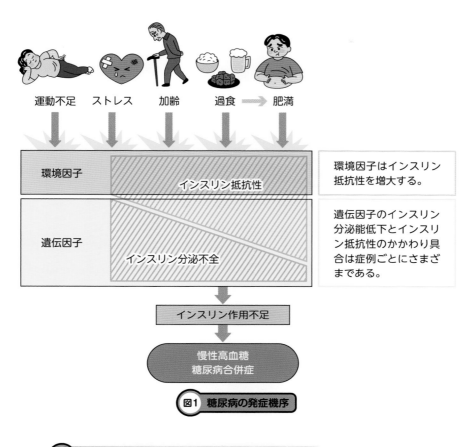

運動不足　ストレス　加齢　過食 ➡ 肥満

環境因子

インスリン抵抗性

環境因子はインスリン抵抗性を増大する。

遺伝因子

インスリン分泌不全

遺伝因子のインスリン分泌能低下とインスリン抵抗性のかかわり具合は症例ごとにさまざまである。

インスリン作用不足

慢性高血糖
糖尿病合併症

図1 糖尿病の発症機序

表 糖尿病と糖代謝異常の成因分類（文献1を参考に作成）

Ⅰ. 1型　　膵β細胞の破壊
　　　　A. 自己免疫性
　　　　B. 特発性
Ⅱ. 2型　　膵β細胞の機能障害（分泌能低下）とインスリン抵抗性
Ⅲ. そのほかの特定の機序、疾患によるもの
　　　　A. 遺伝子異常が同定されたもの
　　　　　　①膵β細胞機能にかかわる遺伝子異常
　　　　　　②インスリン抵抗性にかかわる遺伝子異常
　　　　B. ほかの疾患、条件に伴うもの
　　　　　　①膵外分泌疾患
　　　　　　②内分泌疾患
　　　　　　③肝疾患
　　　　　　④薬剤や化学物質によるもの
　　　　　　⑤感染症
　　　　　　⑥免疫機序によるまれな病態
　　　　　　⑦そのほかの遺伝的症候群で糖尿病を伴うことの多いもの
Ⅳ. 妊娠糖尿病

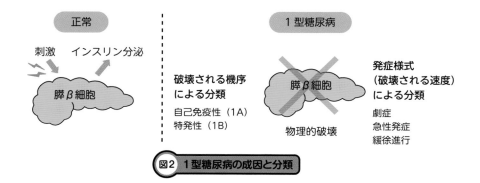

図2 1型糖尿病の成因と分類

☑膵β細胞が破壊される機序から「自己免疫性（1A）」と「特発性（1B）」に分類されます。
☑自己免疫性では、患者血清中に膵島関連自己抗体（GAD抗体、IA-2抗体、膵島細胞抗体、インスリン自己抗体など）が検出されます。
☑発症様式によって「劇症」「急性発症」「緩徐進行」の3つに分類されます。

2型糖尿病とは

☑2型糖尿病では、膵β細胞が1型糖尿病のように物理的に破壊されるのではなく、そのはたらきが悪い状態（インスリン分泌能低下）とインスリン抵抗性によって起こります（図3）[3]。
☑インスリン分泌能低下とインスリン抵抗性をきたす複数の遺伝因子に、過食、運動不足、肥満などのインスリン抵抗性を増大する環境因子が加わって発症します。
☑インスリン作用不足の病態として、インスリン分泌能低下を主体とするものと、インスリン抵抗性が主体で、インスリン抵抗性によって増加したインスリン需要にインスリン分泌能が対応できないものがあります。
☑日本人の糖尿病の90％以上を占めます。40歳以上に多いですが、最近では若年患者も増加しています。

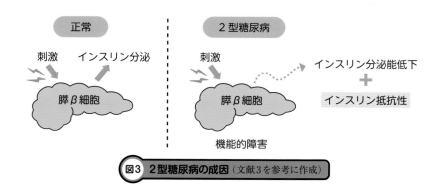

図3 2型糖尿病の成因（文献3を参考に作成）

妊娠と糖代謝異常

☑胎盤からは、プロゲステロン、エストロゲンなど種々のインスリン作用に拮抗するホルモンが分泌されます。したがって妊娠するとインスリン抵抗性が増大します。胎盤が大きくなる妊娠後半期には、インスリン抵抗性がもっとも強くなります。これによって糖代謝異常が出現〜悪化します（図4）[4]。

☑糖尿病が妊娠前から存在している場合は「糖尿病合併妊娠」といいます。妊娠中にはじめて発見された糖代謝異常には、「妊娠中の明らかな糖尿病」と「妊娠糖尿病」があります。

☑妊娠中の明らかな糖尿病には、妊娠前に見逃されていた糖尿病、妊娠中の糖代謝の変化の影響を受けて発症した糖尿病、妊娠中に発症した1型糖尿病が含まれます。

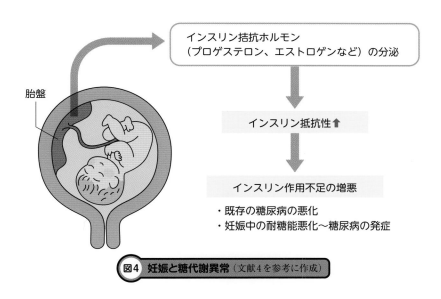

胎盤

インスリン拮抗ホルモン
（プロゲステロン、エストロゲンなど）の分泌

↓

インスリン抵抗性↑

↓

インスリン作用不足の増悪
・既存の糖尿病の悪化
・妊娠中の耐糖能悪化〜糖尿病の発症

図4 妊娠と糖代謝異常（文献4を参考に作成）

プラスの知識

糖尿病の病態（病期）による分類

　糖尿病の病態（病期）はインスリン依存状態とインスリン非依存状態に分けられます。インスリン依存状態は、インスリンが絶対的に欠乏しており生命維持のためにインスリン療法が不可欠な状態です。インスリン非依存状態はインスリンが相対的に不足した状態で、生命維持のためにインスリン療法が必要というわけではありません。ただし、血糖コントロールのためにインスリン療法が必要になる場合があります。臨床の現場では、個々の症例を成因と病態の両面からとらえる必要があります。

☑妊娠糖尿病は「妊娠中にはじめて発見または発症した糖尿病に至っていない糖代謝異常」と定義されます。診断基準が非妊娠時の糖尿病と異なります。妊娠糖尿病は、糖尿病に至らない軽い糖代謝異常ですが、児の過剰発育が起こりやすく周産期リスクが高いため、厳格な血糖管理が必要です。

☑妊娠糖尿病を発症した妊婦は、出産後に糖代謝異常が改善しても将来の糖尿病発症高リスク者として経過観察が必要です。

高齢者糖尿病

☑65歳以上の糖尿病を「高齢者糖尿病」と定義します[5]。高齢になって糖尿病を発症した人と、青壮年期発症の糖尿病で高齢になった人が含まれます。

☑加齢に伴う膵β細胞機能の低下、体脂肪量の増加や骨格筋量低下によるインスリン抵抗性の増大、身体活動量低下などが、高齢期に糖尿病が増える原因と考えられています。

☑糖尿病の病態自体は青壮年期と変わりませんが、高齢者特有の身体状況、併発症、糖尿病合併症、生活環境などを考慮した糖尿病管理が必要になります（図5）。

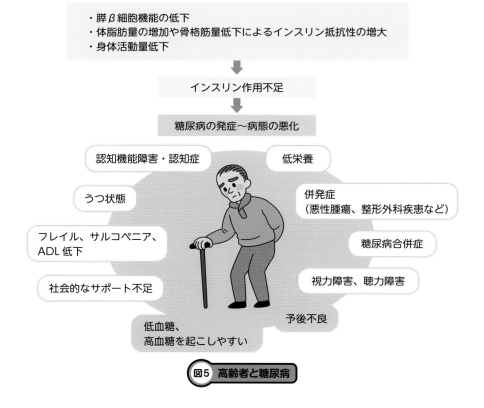

図5 高齢者と糖尿病

☑高齢者糖尿病のなかでも75〜80歳以上で日常生活動作（activities of daily living；ADL）低下、認知機能障害・認知症、腎機能低下、重症低血糖、脳卒中、心不全が起こりやすいです。

引用・参考文献

1) 糖尿病診断基準に関する調査検討委員会. 糖尿病の分類と診断基準に関する委員会報告（国際標準化対応版）. 糖尿病. 55（7）, 2012, 485-504.
2) 日本糖尿病療養指導士認定機構編・著. "1型糖尿病（type 1 diabetes mellitus）". 糖尿病療養指導ガイドブック2023. 東京, メディカルレビュー社, 2023, 26-8.
3) 日本糖尿病療養指導士認定機構編・著. "2型糖尿病（type 2 diabetes mellitus）". 前掲書2）. 28-30.
4) 綿田裕孝. "糖代謝の変化：インスリン分泌の観点から".「妊娠と糖尿病」母児管理のエッセンス. 難波光義ほか編. 京都, 金芳堂, 2013, 32-7.
5) 日本糖尿病学会・日本老年医学会編・著. "高齢者糖尿病の特徴". 高齢者糖尿病治療ガイド2021. 東京, 文光堂, 2021, 14-7.

プラスの知識

ブドウ糖毒性

　高血糖が持続すると、高血糖そのものが二次的にインスリン分泌不全とインスリン抵抗性をさらに悪化させることがあり、これを「ブドウ糖毒性」といいます。厳格なインスリン療法で糖毒性を解除することによって、インスリン依存状態からインスリン非依存状態に病態が改善することがあります。

2　糖尿病の検査・診断

●独立行政法人国立病院機構京都医療センター 糖尿病内科 診療科長／糖尿病センター長

小倉雅仁（おぐら・まさひと）

血糖値とHbA1c

☑血液中のブドウ糖が血糖であり、血液中のブドウ糖濃度が血糖値です。

☑血液中のブドウ糖は赤血球中のヘモグロビンと結合することが知られており、ヘモグロビンに結合したブドウ糖は二度と離れません（図1）。糖化したヘモグロビンは、2〜3か月して赤血球が入れ替わるまで血中に存在しつづけます。

☑このため糖化ヘモグロビンは血糖値の平均値を知るうえで非常に適した指標であると

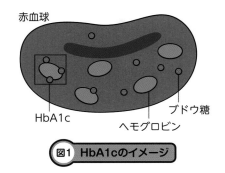

図1　HbA1cのイメージ

考えられ、実際に糖尿病合併症との相関も確認されています。この糖化ヘモグロビンがHbA1cです。

糖尿病を診断する検査

☑①早朝空腹時血糖値126mg/dL 以上、②75g経口ブドウ糖負荷試験（oral glucose tolerance test；OGTT）で2時間値200mg/dL 以上、③随時血糖値200mg/dL 以上のいずれかを認め、HbA1c 6.5％以上の場合、もしくは①〜③のいずれかを認め、また別の日に行った検査で①〜③のいずれかを認めた場合、糖尿病と診断されます。

☑HbA1c 6.5％以上を2回以上認めるだけでは糖尿病とは診断できないことに注意します（図2）[1]。

☑75gOGTTは空腹時に採血を行い、ブドウ糖75gを含む250〜350mLの溶液（トレーラン®G）を服用して30分、60分、120分後に採血し、血糖値を測定します。

☑早朝空腹時血糖値（検査前の血糖値）が110mg/dL 未満かつ2時間値が140mg/dL 未満が「正常型」と判定されます。正常型にも、前述の①〜③にもあてはまらない場合は「境

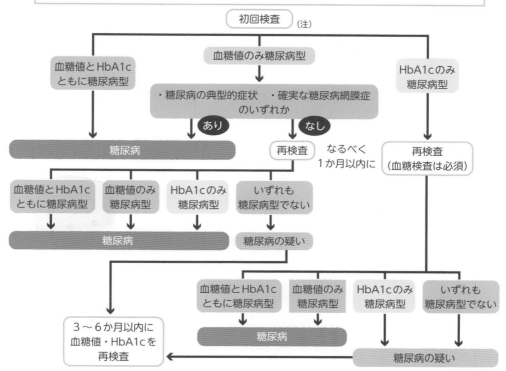

糖尿病型

・血糖値（空腹時≧126mg/dL、OGTT 2時間≧200mg/dL、随時≧200mg/dLのいずれか）
・HbA1c≧6.5%

初回検査（注）

血糖値とHbA1c
ともに糖尿病型

血糖値のみ糖尿病型

HbA1cのみ
糖尿病型

・糖尿病の典型的症状　・確実な糖尿病網膜症
のいずれか

あり　　　なし

糖尿病

再検査　なるべく
1か月以内に

再検査
（血糖検査は必須）

血糖値とHbA1c
ともに糖尿病型

血糖値のみ
糖尿病型

HbA1cのみ
糖尿病型

いずれも
糖尿病型でない

糖尿病

糖尿病の疑い

3〜6か月以内に
血糖値・HbA1cを
再検査

血糖値とHbA1c
ともに糖尿病型

血糖値のみ
糖尿病型

HbA1cのみ
糖尿病型

いずれも
糖尿病型でない

糖尿病

糖尿病の疑い

（注）糖尿病が疑われる場合は、血糖値と同時にHbA1cを測定する。
　　　同日に血糖値とHbA1cが糖尿病型を示した場合には、初回検査だけで糖尿病と診断する。

図2　糖尿病の臨床診断のフローチャート（文献1より引用）

界型」と判定します。正式な医学用語ではありませんが、境界型のことを「糖尿病予備群」
とよぶことも多いです（表1）[2]。

☑75gOGTTでは30分、60分後の血糖値は糖尿病の診断には必ずしも必要ありませんが、
糖尿病のハイリスク群を見出すために役立つので、しばしば測定されます。なお、75gOGTT
を推奨されるのは表2のような場合です[1]。

【 尿検査 】

☑尿ケトン体は糖尿病診療を行ううえで非常に重要であり、尿ケトン体が陽性の場合はイン
スリン作用不足が著しいことが示唆されるため、緊急の対応が必要になります。SGLT2阻

| 表1 | 空腹時血糖値[注1]およ75gOGTTによる判定区分と判定基準 (文献2より一部改変) |

血糖値（静脈血漿値）	血糖測定時間		判定区分
	空腹時	負荷後2時間	
血糖値（静脈血漿値）	126mg/dL以上 ◀または▶	200mg/dL以上	糖尿病型
	糖尿病型にも正常型にも属さないもの		境界型
	110mg/dL未満 ◀および▶	140mg/dL未満	正常型[注2]

注1) 血糖値は、とくに記載のない場合には静脈血漿値を示す。
注2) 正常型であっても1時間値が180mg/dL以上の場合は180mg/dL未満のものに比べて糖尿病に悪化する危険が高いので、境界型に準じた取り扱い（経過観察など）が必要である。また、空腹時血糖値が100〜109mg/dLは正常域ではあるが、「正常高値」とする。この集団は糖尿病への移行やOGTT時の耐糖能障害の程度からみて多様な集団であるため、OGTTを行うことがすすめられる。

| 表2 | 75gOGTTを推奨される場合 |

1. **強く推奨される場合（現在糖尿病の疑いが否定できないグループ）**
   - 空腹時血糖値が110〜125mg/dLのもの
   - 随時血糖値が140〜199mg/dLのもの
   - HbA1cが6.0〜6.4%のもの（ただしあきらかな糖尿病の症状が存在するものを除く）

2. **行うことが望ましい場合（将来糖尿病を発症するリスクが高いグループ、高血圧、脂質異常症、肥満など動脈硬化のリスクをもつものは、とくに施行が望ましい）**
   - 空腹時血糖値が100〜109mg/dLのもの
   - HbA1cが5.6〜5.9%のもの
   - 上記を満たさなくても、濃厚な糖尿病の家族歴や肥満が存在するもの

害薬を使用している場合には、血糖値があまり高くなくてもケトアシドーシスが生じること（正常血糖ケトアシドーシス）があるため、注意しましょう。

☑糖尿病性腎症では尿にたんぱくが検出されます。

☑尿アルブミンの測定によって、通常の尿検査では陰性になる微量の尿たんぱくを早期に発見することができます。糖尿病性腎症の早期発見・早期介入のために尿アルブミンを定期的に測定します（保険診療で3か月に1回まで検査できます）。

☑糖尿病性腎症では血尿を認めることは珍しく、尿中赤血球を認める場合は腎炎または尿路結石や尿路系悪性腫瘍の存在が疑われます。腎臓内科や泌尿器科などへの紹介が必要な場合があります。

☑尿中に白血球を認める場合には、膀胱炎などの尿路感染症が疑われます。とくにSGLT2阻害薬を使用中の場合には尿路感染症を起こしやすくなるため注意が必要です。

合併症・併存症を把握する検査

☑超音波検査は非侵襲的で情報量も多く、有用な検査です。腹部超音波検査では糖尿病の原因となる膵がんを含めた膵疾患の診断や、脂肪肝などの肝疾患の診断、また水腎症や腎委縮の有無など腎疾患の診断に有用です（図3）。

☑糖尿病の併存症として動脈硬化性疾患は重要ですが、全身の血管を簡便に評価することは容易ではないため、観察しやすい箇所で代表して頸動脈超音波検査や、下肢動脈の評価として下腿-上腕血圧比（ankle brachial index；ABI）検査が行われます。正常では上肢より下肢の血圧

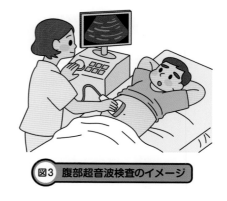

図3　腹部超音波検査のイメージ

は高く、上肢に比して下肢の血圧が0.9以下であれば、あきらかに異常です。

☑頸動脈超音波検査で検出されるIMT（intima media thickness）の肥厚と冠動脈疾患には相関があることが知られています。

☑心臓超音波検査では、心臓の動きや心臓内の弁に異常がないかが確認できます。

引用・参考文献

1）日本糖尿病学会編・著．"糖尿病の診断"．糖尿病治療ガイド2022-2023．東京，文光堂，2022，26-7．
2）糖尿病診断基準に関する調査検討委員会．糖尿病の分類と診断基準に関する委員会報告（国際標準化対応版）．糖尿病．55（7），2012，485-504．

ここにも注目！

血糖値は今、HbA1cは過去2〜3か月の状態

HbA1cは、検査の原理から上昇にも低下にもある程度の時間（一般に「月」単位）がかかることに注意が必要です。一方、血糖値はまさに「今」の状態を反映しています（図4）。そのため、血糖値とHbA1cの両方を測定して評価しなければなりません。

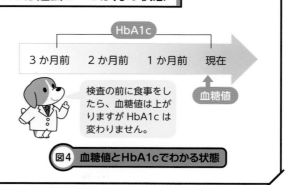

検査の前に食事をしたら、血糖値は上がりますがHbA1cは変わりません。

図4　血糖値とHbA1cでわかる状態

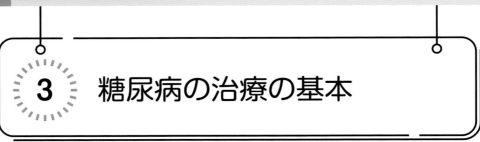

3　糖尿病の治療の基本

●国家公務員共済組合連合会枚方公済病院 内分泌代謝内科 部長　**田中永昭**（たなか・ながあき）

糖尿病の治療目標

☑糖尿病のある人にとって、糖尿病の治療目標は、「糖尿病があってもなくても変わらない健康的な人生」をまっとうすることです（図1）。

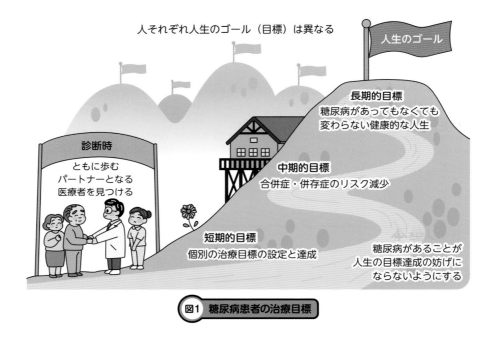

人それぞれ人生のゴール（目標）は異なる

人生のゴール

長期的目標
糖尿病があってもなくても
変わらない健康的な人生

中期的目標
合併症・併存症のリスク減少

診断時
ともに歩む
パートナーとなる
医療者を見つける

短期的目標
個別の治療目標の設定と達成

糖尿病があることが
人生の目標達成の妨げに
ならないようにする

図1 糖尿病患者の治療目標

☑糖尿病のある人にとって、人生の目標はそれぞれ異なります。糖尿病があることが、身体面ではもちろん、社会経済的、精神的にも不利益になることなく、充実した人生を歩めているかを、糖尿病看護にかかわるスタッフはつねに気に留めていてください。

☑日々の血糖値の上下のことや、糖尿病の合併症や併存症のケアも重要ですが、これらはあくまで目標達成のための手段であって、本当の目標ではないことに注意します。

血糖マネジメント目標

☑血糖マネジメント目標（表）は、年齢、罹病期間、臓器障害、低血糖の危険性、サポート体制などを考慮して個別に設定します[1]。

表　血糖マネジメント目標

血糖マネジメント目標	血糖正常化を目指す場合の目標	糖尿病合併症リスクを低下させるための目標	治療強化が困難な場合の目標
HbA1c（%）	6％未満	7％未満	8％未満

☑糖尿病合併症の進行リスクを低下させるためのHbA1cの目標は7％未満とされています。

☑糖尿病治療を強化することによって、かえって低血糖のリスクを高める場合など、7％未満の治療目標達成が困難な場合は8％未満を治療目標とすることもあります。

☑薬物療法なしで低血糖のリスクも低く血糖マネジメント目標を達成できる場合は、さらに低い6％未満を目標にすることもあります。

☑65歳以上の高齢者については、認知機能、生活の自立度、併存疾患も考慮したうえで、低血糖リスクを極力避けるために目標下限値を設定しています[2]。画一的な血糖マネジメント目標を医療者側から押しつけるのではなく、糖尿病のある人それぞれの社会的、経済的、身体的、心理的背景を考慮して、目標を設定します。

☑マネジメント目標を設定するときは、医療者と糖尿病のある人が話し合って、治療目標を共有することが大切です。

治療の基本

1型糖尿病

☑1型糖尿病は、インスリン分泌が著しく低下しているか枯渇した状態であるため、生命維持のためにインスリン療法が不可欠の場合が多いです。

☑個別の生活状況に合わせたインスリン投与量やタイミングの調節、その評価に必要な血糖値のモニタリングが治療の基本になります（図2）。

☑インスリン投与量が相対的に多いことによる重症低血糖、逆に少なすぎることによる糖尿病性ケトアシドーシスに十分注意しながら血糖マネジメント目標達成を目指します。

☑インスリンポンプ療法や持続血糖モニター（continuous glucose monitoring；CGM）など、インスリン投与方法と血糖モニタリング方法にはさまざまなデバイスが開発されて

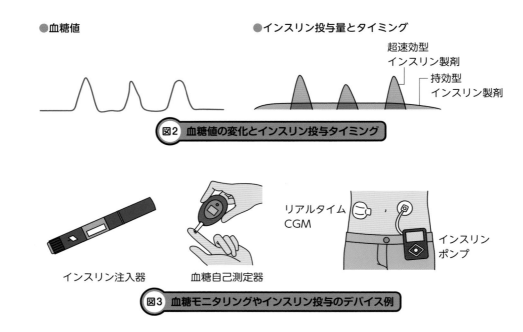

● 血糖値 ● インスリン投与量とタイミング

超速効型
インスリン製剤

持効型
インスリン製剤

図2 血糖値の変化とインスリン投与タイミング

リアルタイム
CGM

インスリン
ポンプ

インスリン注入器   血糖自己測定器

図3 血糖モニタリングやインスリン投与のデバイス例

います（図3）。それぞれのニーズに合わせて選択してください。

2型糖尿病

☑2型糖尿病では、インスリン分泌不全（インスリンを分泌する機能が低下している）とインスリン抵抗性（インスリン分泌は保たれているが効きめが悪くなっている）が混在してインスリン作用不足となります（11ページ図1参照）。その結果、慢性的な血糖値の上昇をきたす疾患です[3]。

☑インスリン分泌不全に対しては、インスリン分泌を補うための薬剤を要することがあります。

☑インスリン抵抗性に対しては、その要因として食事摂取量がほかの人よりも多い場合は、適切な食事量に修正する必要があります。身体活動量が少ない場合は、身体活動量を現状よりも増加させる工夫が有効です。

☑食事療法や運動療法だけで血糖マネジメント目標を達成できない場合は、薬物療法を要します。それぞれの病態に応じた薬物療法が選択されますが、複数の薬剤を組み合わせて使用することが多いです。

妊娠中

☑妊娠中の糖尿病に関しては「妊娠糖尿病」「妊娠中のあきらかな糖尿病」「糖尿病合併妊娠」に分けられます[5]。

☑流産、早産、巨大児出産、児の先天奇形などのリスクを低下させるため、妊娠中の血糖マネジメント目標は通常の糖尿病の血糖マネジメント目標よりも厳しく設定されています（空腹時血糖値95mg/dL未満、食後2時間値血糖値120mg/dL未満など）。

☑妊娠中の食事療法は、肥満を伴わないかぎり「目標体重（kg）× 30（kcal/kg体重）」を目安に調節し、妊娠中期は250kcal、後期には450kcalの付加エネルギーを追加します。食後高血糖のマネジメントが困難な場合は、分割食を提案することがあります（図4）。

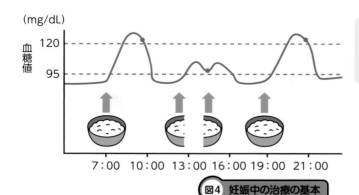

血糖マネジメント目標達成のために分割食を行うことがありますそれでも目標達成困難なときはインスリン療法を行います

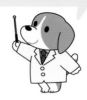

図4 妊娠中の治療の基本

ここにも注目！

糖尿病スティグマはやめよう

　糖尿病があるというだけで、社会からいわれなき差別や不当な不利益を被ることを「糖尿病スティグマ」といいます。糖尿病のある人は、医療者からもスティグマを受けていることがあきらかになっています[4]。本来、糖尿病のある人にとっていちばんの味方であるべき医療者がスティグマを付与する存在であってはなりません。

　われわれ医療者は、糖尿病やほかの疾患のある人に対して、その疾患の発症や増悪の原因が本人の生活や性格に問題があるためだという誤解を抱くべきではありません。「血糖コントロール」「療養指導」など、スティグマを含むような医療用語は、ふだんから使うべきではありません。「血糖マネジメント」「治療計画」のように、両者が対等で共通の目標に向かって歩めるような言葉を用いるべきです。なにごとも最初が肝心なので、はじめて糖尿病の診断を受けたときから、相手にスティグマを感じさせないような話し合いを心がけてください。

☑薬物療法を必要とするときは、児への影響を考慮して、インスリン療法が原則です。

☑出産後、妊娠糖尿病の人は妊娠前の糖代謝状態に戻ることが多いですが、将来の2型糖尿病発症のハイリスク群であるため、十分な説明と経過観察が必要です。

引用・参考文献

1) 日本糖尿病学会編・著. "治療目標とコントロール指標". 糖尿病治療ガイド2022-2023. 東京, 文光堂, 2022, 31-5.
2) 日本老年医学会・日本糖尿病学会編・著. "4. カテゴリー分類による血糖コントロール目標". 高齢者糖尿病診療ガイドライン2023. 東京, 南江堂, 2023, 93-5.
3) 小江奈美子. "2型糖尿病のきほん". 糖尿病看護きほんノート：治療・ケア・患者教育をらくらく理解♪ 糖尿病ケア2020年春季増刊. 肥後直子編. 大阪, メディカ出版, 2020, 36-40.
4) 田中永昭. スティグマのない糖尿病治療・ケア. 糖尿病. 66 (4), 2023, 243-6.
5) 日本糖尿病療養指導士認定機構編・著. "妊娠・出産". 糖尿病療養指導ガイドブック2023. 東京, メディカルレビュー社, 2023, 170-2.
6) 日本糖尿病協会. 日本糖尿病学会・日本糖尿病協会合同 アドボカシー活動. (https://www.nittokyo.or.jp/modules/about/index.php?content_id=46, 2023年12月閲覧).

糖尿病
合併症

1　糖尿病合併症とは

● Nurse Office OKADA／糖尿病看護認定看護師　岡田照代（おかだ・てるよ）

糖尿病ではなぜ合併症が問題なのか

☑糖尿病は、進行すると神経障害、網膜症、腎症などの合併症をひき起こします。また、脳血管障害や虚血性心疾患などの心血管疾患の発症や進展を促進させます。

☑これら糖尿病の合併症は患者の生活の質（QOL）と寿命を著しく低下させるため、重大な問題と考えられています。

☑高齢化などによって増加する併存症の存在が注目されており、糖尿病患者が糖尿病のない人と変わらない寿命とQOLの実現を目指すためには、糖尿病合併症の発症・進展の阻止とともに、併存症の予防・管理をすることが重要となります（図1）[1]。

☑現在、糖尿病は医療経済的にも大きな負担を社会に強いており、今後も社会の高齢化にしたがって増大すると考えられています。たとえば、腎症によって透析になった場合、自己負担額は0円ですが、1か月の透析医療費は約40万円かかります（図2）[2]。

急性合併症と慢性合併症

☑糖尿病にはさまざまな合併症があります。時間的な経過からみて急性のものを「急性合併症」、慢性のものを「慢性合併症」として分類します（表1）。

☑急性合併症は、感染症や脱水、治療の中断や甘いジュースの飲みすぎなどがきっかけとなって、高度のインスリン作用不足による高血糖をきたし、糖尿病性ケトアシドーシスや高浸透圧高血糖状態などを起こすことがあります。

☑急性合併症は、適切に治療を行わなければ生命を脅かすことになります。

☑血糖値が何年間も高いままでいると、血管が傷ついたり詰まったりして、血流が滞ってしまいます。高血糖が原因で血管とそれにつながる臓器が障害されて起こるのが慢性合併症です（図3）[3]。

☑慢性合併症は、数年から数十年の経過でゆっくり生じてきます。かなり進行するまで症状が出ないこともあり、気がつかないうちに合併症がすすんで、ときとして命にかかわる重い状態となる場合もあります。

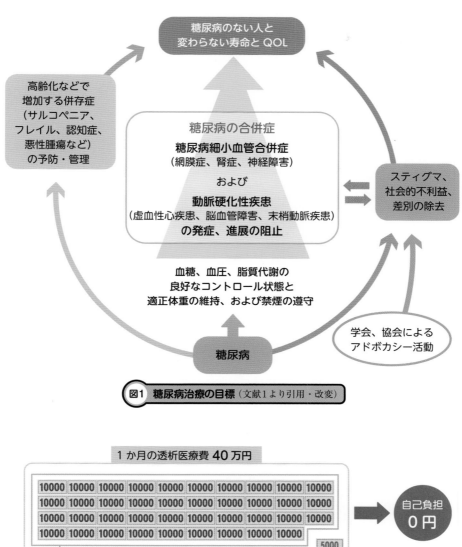

糖尿病のない人と変わらない寿命とQOL

高齢化などで
増加する併存症
（サルコペニア、
フレイル、認知症、
悪性腫瘍など）
の予防・管理

糖尿病の合併症
糖尿病細小血管合併症
（網膜症、腎症、神経障害）
および
動脈硬化性疾患
（虚血性心疾患、脳血管障害、末梢動脈疾患）
の発症、進展の阻止

スティグマ、
社会的不利益、
差別の除去

血糖、血圧、脂質代謝の
良好なコントロール状態と
適正体重の維持、および禁煙の遵守

糖尿病

学会、協会による
アドボカシー活動

図1　糖尿病治療の目標（文献1より引用・改変）

1か月の透析医療費 40万円

10000	10000	10000	10000	10000	10000	10000	10000	10000	10000
10000	10000	10000	10000	10000	10000	10000	10000	10000	10000
10000	10000	10000	10000	10000	10000	10000	10000	10000	10000
10000	10000	10000	10000	10000	10000	10000	10000	10000	10000

5000
5000

自己負担
0円

39万円
①医療保険（高額療養費の特例）
による給付

5,000円
②自立支援医療
による給付

5,000円
③地方自治体の障害者医療
費助成制度による給付

図2　透析の医療費（文献2を参考に作成）

表1 糖尿病合併症の分類

合併症	急性	糖尿病性ケトアシドーシス		
		高浸透圧高血糖状態		
		感染症		
	慢性	細小血管症	神経障害	
			網膜症	
			腎症	
		大血管症	動脈硬化	脳血管障害
				虚血性心疾患
		そのほか	足病変、壊疽、認知症、歯周病、骨粗鬆症、ED	

細小血管症と大血管症

☑高血糖の持続や代謝異常によって、全身にゆっくりと進行して起こるのが慢性合併症です。

☑糖尿病があることで特異的に起こる合併症として、細い血管に起こる細小血管症（神経障害、網膜症、腎症）と、特異的ではありませんが動脈硬化と関連した大血管症（虚血性心疾患、脳血管障害、末梢動脈性疾患、壊疽）があります。

☑細小血管症である神経障害、網膜症、腎症が起こる臓器（しんけい、め、じんぞう）の頭文字をとって「しめじ」と覚えます。大血管症では壊疽（えそ）、脳血管障害（のうけっかんしょうがい）、虚血性心疾患（きょけつせいしんしっかん）の頭文字をとって「えのき」と覚えます（表2）。

プラスの知識

糖尿病と医療費の関係

　2019（令和元）年の『国民医療費の概況（厚生労働省）』によると、糖尿病の医療費は1兆2,154億円と漸減したとされています。しかしそこには糖尿病合併症の医療費は含まれておらず、それらを含む医療費全体ではもっと多い額になり、年々増加傾向にあります。

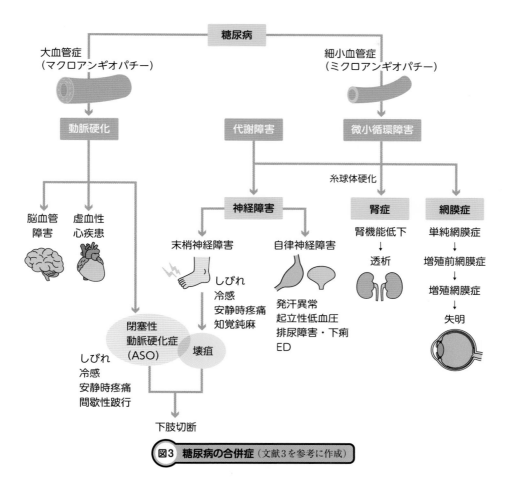

図3 糖尿病の合併症（文献3を参考に作成）

表2 細小血管症・大血管症の覚えかた

細小血管症の覚えかた			糖尿病歴の目安
	し	神経の障害（神経障害）	5年
	め	眼の障害（網膜症）	10年
	じ	腎臓の障害（腎症）	15年
大血管症の覚えかた			糖尿病歴の目安
	え	壊疽	5年
	の	脳血管障害	糖尿病になる前から
	き	虚血性心疾患	

引用・参考文献

1) 日本糖尿病学会編・著. 糖尿病治療ガイド2022-2023. 東京, 文光堂, 2022, 156p.
2) 全国腎臓病協議会. 腎臓病について. (https://www.zjk.or.jp/kidney-disease/expense/dialysis/, 2023年11月閲覧).
3) 水野達央ほか. はじめての糖尿病看護：カラービジュアルで見てわかる！ 石本香好子編. 大阪, メディカ出版, 2017, 144p.

プラスの知識

レガシー（遺産）効果とは、過去の血糖コントロールが将来の合併症に与える影響のことです（図4）。糖尿病診断の早い時期からきちんと血糖コントロールをすれば、のちに起こる合併症の抑制効果があります。糖尿病では、いかに初期から良好な血糖値を保つことが大事かという点を示す言葉です。

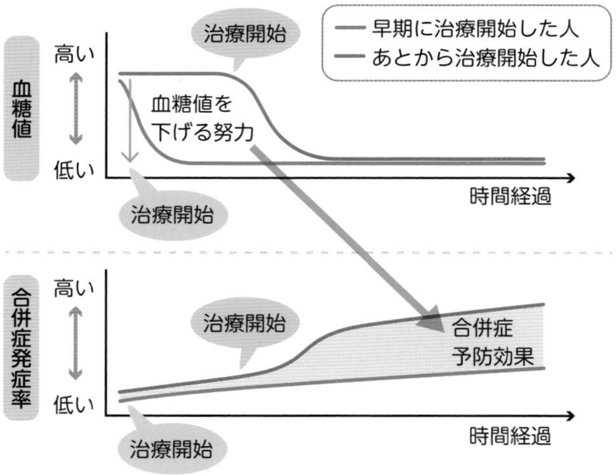

レガシー効果

図4 レガシー効果

糖尿病の治療効果はゆっくり現れて長く残る。

2 急性合併症

●Nurse Office OKADA／糖尿病看護認定看護師　岡田照代（おかだ・てるよ）

急性合併症とは

☑急性合併症には、糖尿病性ケトアシドーシス（diabetic ketoacidosis；DKA）と高浸透圧高血糖状態（hyperglycemic hyperosmolar syndrome；HHS）があります（表1）[1]。

☑どちらも著明な高血糖や脱水症状、倦怠感、意識障害、血圧低下などの症状を示し、重症の場合は意識障害が生じる高血糖昏睡に陥ることもあります。

☑適切な治療がなされないと命にかかわってきます。そのため、高血糖を起こさないように予防をすることが大切です。

☑薬物治療中にいちばん多い急性合併症として低血糖があります。

☑糖尿病患者は感染症にかかりやすく、肺結核もまれではありません。尿路感染症や皮膚感染症もみられ、とくに足の感染症は壊疽の原因にもなります。

糖尿病性ケトアシドーシス

☑インスリンが不足した状態では、末梢組織でブドウ糖の取り込みが低下し、肝臓からのブドウ糖産生・放出が増加します。脂肪細胞では脂肪の分解が高まり、遊離脂肪酸の分解がさらにすすむとケトン体という物質になります。健康な人では、血液の酸とアルカリのバランスが調整されて動脈血のpHはつねに7.4に保たれています。しかしこのケトン体が著しく多くなると、血液が酸性に傾き、ケトアシドーシスとなります（図1）[2]。

☑1型糖尿病発症時やインスリン療法を中断したとき、あるいは感染症や外傷などによって極端にインスリンの必要性が増加したときに起こります。

☑2型糖尿病でも1型糖尿病と同じく感染症や外傷のとき、清涼飲料水を多量に飲んだときなどにケトアシドーシスを起こすことがあります。

☑DKAでは、口渇、多飲、多尿、体重減少、全身倦怠感などの糖尿病に典型的な症状が急激に起こります。さらに悪化すると、呼吸困難、速くて深い呼吸（クスマウル大呼吸）、悪心、嘔吐、腹痛、意識障害などが起こります。

☑治療は、速効型インスリン製剤の少量持続静脈内投与とアシドーシス、高カリウム血症の

表1 糖尿病性ケトアシドーシスと高浸透圧高血糖状態の鑑別（文献1より引用・改変）

		糖尿病性ケトアシドーシス*	高浸透圧高血糖状態
糖尿病の病態		インスリン依存状態	インスリン非依存状態、発症以前には糖尿病と診断されていないこともある
発症前の既往、誘因		インスリン注射の中止または減量、インスリン抵抗性の増大、感染、心身ストレス、清涼飲料水の多飲、SGLT2阻害薬の投与	感染症、脱水、手術、脳血管障害、薬剤（副腎皮質ステロイド、利尿薬、高カロリー輸液、SGLT阻害薬）、内分泌疾患（クッシング症候群、バセドウ病）、心疾患
発症年齢		若年者（30歳以下）が多い	高齢者が多い
前駆症状		激しい口渇、多飲、多尿、体重減少、はなはだしい全身倦怠感、消化器症状（悪心、嘔吐、腹痛）	明確かつ特異的なものに乏しい、倦怠感、頭痛、消化器症状
身体所見		脱水（＋＋＋）、発汗（−）、アセトン臭（＋）、クスマウル大呼吸、血圧低下、循環虚脱、脈拍頻かつ浅、神経学的所見に乏しい	脱水（＋＋＋）、アセトン臭（−）、血圧低下、循環虚脱、神経学的所見に富む（けいれん、振戦）
検査所見	血糖	250〜1,000mg/dL**	600〜1,500mg/dL
	ケトン体	尿中（＋）〜（＋＋＋）、血清総ケトン体3mM以上	尿中（−）〜（＋）、血清総ケトン体0.5〜2mM
	HCO_3^-	≦18mEq/L	＞18mEq/L
	pH	7.3以下	7.3〜7.4
	有効浸透圧	正常〜300mOsm/kg	320mOsm/kg以上
	Na	正常〜軽度低下	＞150mEq/L
	K	軽度上昇、治療後低下	軽度上昇、治療後低下
	Cl	95mEq/L未満のことが多い	正常範囲が多い
	FFA	高値	時に低値
	BUN/Cr	増加	著明増加
	乳酸	約20%の症例で＞5mM	しばしば＞5mM、血液pH低下に注意
鑑別を要する疾患		脳血管障害、低血糖、ほかの代謝性アシドーシス、急性胃腸障害、肝膵疾患、急性呼吸障害	脳血管障害、低血糖、けいれんを伴う疾患
注意すべき合併症 （治療経過中に起こりうるもの）		脳浮腫、腎不全、急性胃拡張、低カリウム血症、急性感染症	脳浮腫、脳梗塞、心筋梗塞、心不全、急性胃拡張、横紋筋融解症、腎不全、動静脈血栓、低血圧

＊症状発現後1週間前後でケトーシスあるいはケトアシドーシスに陥る劇症1型糖尿病があるので注意を要する。
＊＊SGLT2阻害薬投与によって正常血糖でもケトアシドーシスを発症することもある。

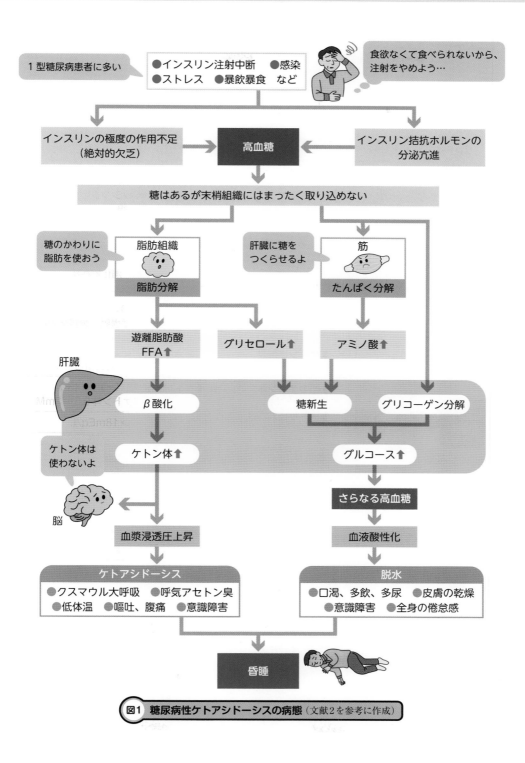

図1 糖尿病性ケトアシドーシスの病態（文献2を参考に作成）

補正および輸液です。炭酸水素ナトリウムは高度のアシドーシス以外には投与しません。

プラスの知識

SGLT2阻害薬とケトアシドーシス

　SGLT2阻害薬を投与すると、尿糖排泄増加によって血糖値および血中インスリンが低下し、グルカゴン／インスリン比が増加します。その結果、肝臓では糖新生が亢進し、脂肪組織では脂肪分解が亢進してケトン体が産生されます。そのような状況のなかで、不適切なインスリン製剤の減量や中断、極端な糖質摂取不足、脱水などの誘因によって血中ケトン体が急増し、DKAが発症します（図2）[3、4]。SGLT2阻害薬を服用中の患者では、尿糖排泄作用のため高血糖をきたさず、正常血糖ケトアシドーシスを呈するケースが報告されています。

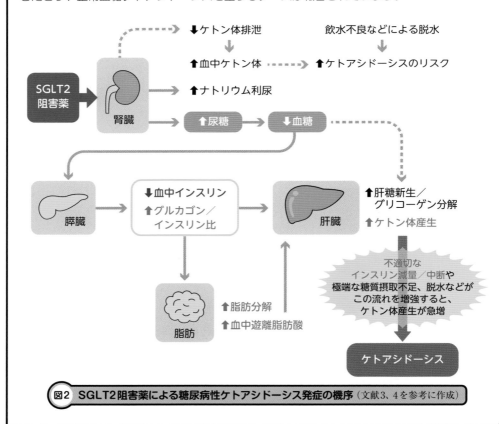

図2　**SGLT2阻害薬による糖尿病性ケトアシドーシス発症の機序**（文献3、4を参考に作成）

高浸透圧高血糖状態

☑人間の体は、血管内から水分やナトリウムが再利用される仕組みをもっています。しかし、インスリン作用不足による高血糖状態になると、本来は再吸収されるべき水分やナトリウムが尿として排出されてしまいます。すると利尿がすすみ、極度の脱水状態になることで意識障害が起こります。これが高浸透圧高血糖状態です（図3）[2]。

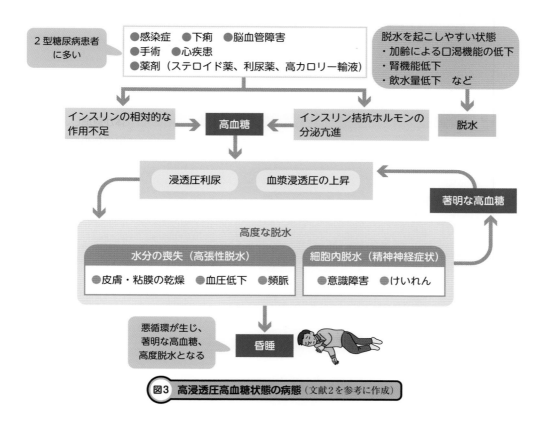

図3　高浸透圧高血糖状態の病態（文献2を参考に作成）

☑2型糖尿病の高齢者に多くみられ、感染症、脳血管障害、ステロイド薬および利尿薬の頻用、高カロリー輸液などが原因となることが多いです。

☑治療は、生理食塩液をはじめは500〜1,000mL/時の速さで投与します。そのあとは血清ナトリウム濃度に合わせて輸液内容を変更していきます。

☑インスリン製剤はケトアシドーシスと同様に投与します。

【 感染症 】

☑糖尿病患者は感染症にかかりやすく、重症化するといわれています。

☑易感染性に関与する因子としては好中球・免疫担当細胞機能低下、血行障害、神経障害などがあげられます。血糖値が250mg/dL以上になると好中球貪食能は急速に低下するので、血糖コントロールが不良な人ほど易感染性が高まる傾向にあります。

☑高頻度にみられる感染症として、尿路感染症、呼吸器感染症、胆道感染症、皮膚感染症、歯牙・歯周疾患などがあります（表2）[1]。

☑観血的な治療を受ける際には、血糖コントロールと十分な感染対策が必要です。

表2 **糖尿病患者に頻度の高い感染症と重篤かつ特徴的な感染症**（文献1より引用）

感染部位	頻度の高い感染症	重篤かつ特徴的な感染症
頭頸部	口腔カンジダ症	鼻脳ムコール症
	食道カンジダ症	悪性外耳道炎
呼吸器	結核	
	細菌性肺炎（肺炎球菌、インフルエンザ菌、黄色ブドウ球菌、クレブシエラ）	
	非定型肺炎（レジオネラ、マイコプラズマ）	
腹部	気腫性胆嚢炎	
	サルモネラ感染症	
	カンピロバクター感染症	
	リステリア感染症	
尿路	膀胱炎	気腫性膀胱炎
	腎盂腎炎	気腫性腎盂腎炎
	腎周囲膿瘍	
筋肉 皮膚軟部組織 骨	腸腰筋膿瘍	重症壊死性筋膜炎
	術創部感染	Fournier壊疽
	糖尿病性足感染	
	骨髄炎	

引用・参考文献

1) 日本糖尿病学会編・著. 糖尿病治療ガイド2022-2023. 東京, 文光堂, 2022, 156p.
2) 水野達央ほか. はじめての糖尿病看護：カラービジュアルで見てわかる！ 石本香好子編. 大阪, メディカ出版, 2017, 144p.
3) Goldenberg, RM. et al. Sodium-glucose co-transporter inhibitors, their role in type 1 diabetes treatment and a risk mitigation strategy for preventing diabetic ketoacidosis : The STOP DKA Protocol. Diabetes Obes. Metab. 21 (10), 2019, 2192-202.
4) 三好秀明. SGLT2阻害薬を1型糖尿病患者にどのように使用すべきか？ 内分泌・糖尿病・代謝内科. 49 (6), 2019, 442-51.
5) 日本糖尿病協会. 今, 糖尿病とともに生きる人へ. (https://www.nittokyo.or.jp/modules/patient/index.php?content_id=90, 2023年11月閲覧).
6) Fadini, GP. et al. Prevalence and impact of diabetes among people infected with SARS-CoV-2. J. Endocrinol. Invest. 43 (6), 2020, 867-9.
7) CDC COVID-19 Response Team. Preliminary Estimates of the Prevalence of Selected Underlying Health Conditions Among Patients with Coronavirus Disease 2019 : United States, February 12-March 28, 2020. MMWR Morb. Mortal. Wkly. Rep. 69 (13), 2020, 382-6.

プラスの知識

糖尿病と新型コロナウイルス感染症の関係

　中国と米国で、新型コロナウイルス感染症（COVID-19）に感染した人のなかの糖尿病患者の割合をみたところ、それぞれの国の糖尿病有病率（国民全体の糖尿病患者の割合）と大きく変わりませんでした。しかし米国の研究では、COVID-19が重症化して入院した患者、および集中治療室（ICU）で呼吸管理が必要になった患者において、糖尿病患者の割合が高いことがわかりました。米国以外の国の報告でも同じ傾向があると示唆されています。つまり、「糖尿病があるとCOVID-19にかかりやすい」とは言いきれないものの、「糖尿病があるとCOVID-19が重症化するリスクが高まる傾向にある」と言えそうです[5~7]。

3 糖尿病性神経障害

●島根大学医学部附属病院 看護部／糖尿病看護認定看護師　石川万里子（いしかわ・まりこ）

基本知識

☑糖尿病性神経障害は、網膜症や腎症より早期に発症する糖尿病合併症です。

☑高血糖が直接神経を傷つけることや、高血糖によって動脈硬化がすすみ神経に十分な栄養が届かなくなることが原因となって起こります。とくに細くて長い神経から変性するため、足先→足→手先の順に症状が現れます。

☑糖尿病性神経障害は多発神経障害（四肢遠位優位対称性神経障害）と単神経障害に分けられます（表1）。

表1　糖尿病性神経障害の分類

分類	症状
多発神経障害 　感覚・運動神経障害 　自律神経障害 　急性有痛性神経障害	ジンジンピリピリ、紙が貼りついたような感じ、感覚鈍麻 発汗異常、立ちくらみ、胃に食べものが停滞する、便通異常（便秘、下痢） 治療を開始して急に血糖値が改善したときに起こる神経痛など
単神経障害	動眼神経麻痺、顔面神経麻痺など

診断と検査

☑糖尿病性神経障害は、①糖尿病がある、②糖尿病性神経障害以外の末梢神経障害を否定する、という2項目を満たし、さらに①両側性に、足先・足裏のしびれ、疼痛、異常感覚がある、②両側のアキレス腱反射の低下または消失、③両側内踝振動覚低下、という3項目のうち2項目を満たすことで、簡易的に診断できます[1]。

☑以下に示す患者参加型の評価をすることで、予防行動への動機づけができます。

診察室やベッドサイドで行う検査（図1）

☑ **アキレス腱反射**：アキレス腱を打腱器で叩き、足先の反射をみます。反射があるかなしかで判定します。感覚・運動神経障害の指標となります。

☑ **振動覚検査**：強く叩いた音叉（C128）を内側のくるぶしに当てて、振動が何秒感じられるかを測ります。10秒以上が正常です。感覚障害の指標となります。

☑ **シェロング試験（自律神経の検査）**：臥位か坐位から立位になり、収縮期血圧が20mmHg低下または絶対値が90mmHg未満、拡張期血圧が10mmHg低下したら自律神経障害陽性とします。検査中に患者が転倒しないよう注意します。

☑ 振動覚検査やモノフィラメントを使う圧覚検査、爪楊枝などを使う痛覚検査は、診断目的ではなく、患者と一緒に感じかたが鈍くなっていることを確認するために行うこともあります。

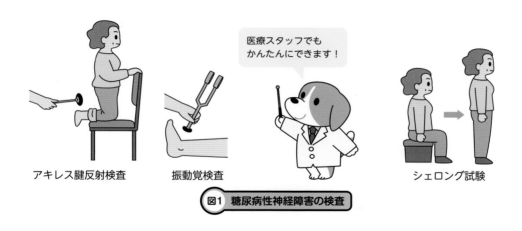

医療スタッフでもかんたんにできます！

アキレス腱反射検査　　振動覚検査　　　　　　　　　　　　シェロング試験

図1　糖尿病性神経障害の検査

検査室で行う検査

☑ **末梢神経伝導速度**：筋電図で神経の状態を客観的に検査できます。

☑ **心電図R-R間隔変動係数**：心電図のR-R間隔変動を評価します。自律神経障害がある人は変動の程度が少なくなります。

◤ 病態と治療 ◢

☑ 糖尿病性神経障害の危険因子は血糖値の調整不十分、長い糖尿病罹病期間、高血圧、脂質異常症、喫煙、肥満などです。危険因子が続いたり重なると、神経のダメージは無症状のあいだにも進みます。

☑ 発症初期は自覚症状が乏しく、進行すると痛みなどの自覚症状や苦痛症状が出てきます。

しかし症状が出てからでは十分な治療ができないことも多いです。

☑感覚が鈍くなっても運動は維持されているため「動く」のに「感じない」ので、神経障害があることや進行していることを自覚しにくいのも特徴です。

☑痛みに対しては薬物療法が有効なことがあります（表2）。

表2	糖尿病性神経障害治療で用いる薬剤
感覚神経障害の治療薬	エパルレスタット、メコバラミンなど
有痛性神経障害の治療薬	プレガバリン、ミロガバリンベシル酸塩、ガバペンチン、デュロキセチン塩酸塩

ケア・早期発見・予防

☑早期発見とケアが生活の質（QOL）の維持に結びつきます。危険因子を放置すると病態がすすんでしまうので、日ごろから患者の訴える自覚症状に耳を傾け、神経障害の可能性を患者と一緒に考えることが大切です（図2）。

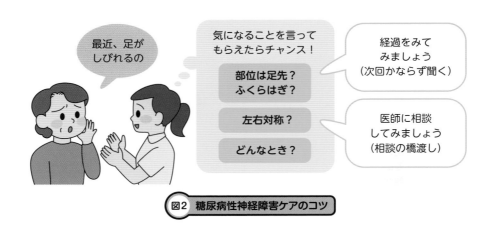

最近、足がしびれるの

気になることを言ってもらえたらチャンス！

部位は足先？ふくらはぎ？

経過をみてみましょう（次回かならず聞く）

左右対称？

医師に相談してみましょう（相談の橋渡し）

どんなとき？

図2 糖尿病性神経障害ケアのコツ

☑しびれや痛みのような陽性症状が「よくなった」と感じるのは、神経障害が進行したときに起こる「感じなくなる」という陰性症状である場合があります（図3）[2〜6]。そのときこそリスクの高い神経障害といえ、フットケアなど予防的なセルフケア支援が大切です。

☑自律神経障害がある場合の症状・リスクと、それに対するケアのポイントを表3にまとめます。

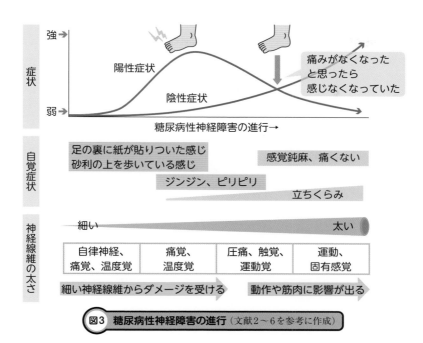

図3 糖尿病性神経障害の進行（文献2〜6を参考に作成）

表3 糖尿病性神経障害とケアのポイント（自律神経障害）

起立性低血圧	症状	急に立ち上がったり頭を起こしたりしたときにめまいが起こる。その症状自体も不快だが、ふらつくことで転倒のリスクもある。
	ケア	急に動かず、足踏みのように下肢を動かしたり手をあげて伸びをしたりするなど、動きはじめる準備をしてからすこしずつ臥位、坐位、立位と動くと予防できる。
消化管運動障害	症状	食物が長く胃に停滞し、食欲低下や嘔気を感じる場合がある。便秘や下痢、両方を反復することもある。
	ケア	消化のよいものを食べたり、ゆっくり食べたりすることで症状が軽減する。便秘は慣れていると苦痛に感じないこともあるので、便の性状や回数を教えてもらう。薬物での調整が必要な場合も多く、薬物使用時には薬効による服用タイミングや調整方法について伝える。
膀胱機能低下	症状	膀胱容量の減少によって、頻尿や尿漏れがある。尿路感染をくり返すこともある。
	ケア	患者に尿の回数や量、性状の観察をしてもらい、主治医や専門医に情報提供する。さらに薬物治療で対処できない場合、尿漏れには適切なパッドやオムツを選択するため情報提供をする。尿路感染をくり返す場合には水分補給や用手圧迫をすすめる。
勃起障害	症状	満足な性交ができず、それによって自尊心が低下する。
	ケア	医療者へ相談しにくい事柄であるため、相談カードの導入や、プライバシーを確保したうえで医療者から悩みの有無について一般的な話として聞くとよい。その場では言いにくくても、「医療者に相談してよいのだ」と気づき、次の相談につながることがある。

引用・参考文献

1) 糖尿病性神経障害を考える会. 糖尿病性多発神経障害の診断基準と病期分類. 末梢神経. 23, 2012, 109-11.
2) 日本糖尿病学会編・著. 糖尿病診療ガイドライン2019. 東京, 南江堂, 2019, 446p.
3) 日本糖尿病療養指導士認定機構編. 糖尿病療養指導ガイドブック2023. 東京, メディカルレビュー社, 2023, 334p.
4) 柏崎純子. 糖尿病看護ビジュアルナーシング：見てできる臨床ケア図鑑. 改訂第2版. 平野勉監修. 東京, Gakken, 2021, 464p.
5) 武井泉ほか. 糖尿病合併症ケアガイド：予防＆早期発見・治療と患者支援. 東京, Gakken, 2009, 176p, (Nursing Mook, 54).
6) 荒木栄一ほか. 糖尿病最新の治療2022-2024. 東京, 南江堂, 2021, 370p.

ここにも注目！

「患者の苦痛」をケアしよう

　神経障害の諸症状について、老化だと思いあきらめてい（たり、医療者へ伝えることを遠慮したりす）る人もいます。患者がせっかく伝えてくれているのだから、不定愁訴ととらえずに、話をよく聞きましょう。大切なのは「患者がその症状を気にしていること、苦痛に思っていること」です。

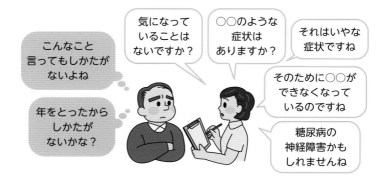

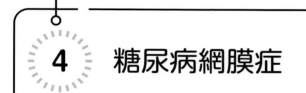

4 糖尿病網膜症

●市立大津市民病院 看護局／糖尿病看護認定看護師　山下亜希（やました・あき）

糖尿病網膜症の病態

☑眼底には神経の膜である「網膜」があり、多くの毛細血管が走行しています（図1）[1]。網膜は目に映し出された画像を視神経から脳に伝えます。

☑糖尿病網膜症は、糖尿病によって網膜の毛細血管が障害を受ける病態を示します。糖尿病と診断された時点で、10〜20％の人に糖尿病網膜症の存在が認められています。

☑黄斑はものを見るためにもっとも大切な部分です。黄斑に障害をきたす（黄斑症になる）と、視力の低下や中心部の見えかたが悪くなるといった症状が出現します。

☑黄斑症を発症した場合は、糖尿病網膜症の病期にかかわらず、著しく視力が低下します。

☑糖尿病網膜症の患者は黄斑症を起こす頻度が高く、黄斑のむくみは糖尿病網膜症の病期が進行するほどに発症頻度が高まるとされています。

☑硝子体は眼球内部を満たすゼリー状の無色透明な組織で、眼球の形を保ち、入ってくる光の屈折を行います。網膜症が進行すると硝子体出血を起こしてしまいます。

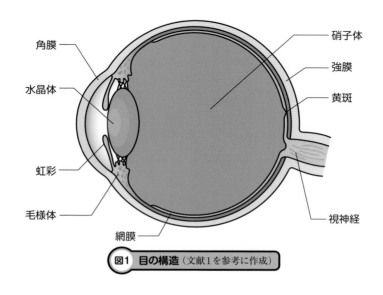

図1 **目の構造**（文献1を参考に作成）

糖尿病網膜症の進行・病期

☑網膜症は図2[1] のように起こり、「単純網膜症」「増殖前網膜症」「増殖網膜症」に分類されます（表）[2]。

☑眼内に生じた増殖膜は収縮するという特徴があり、収縮の際に網膜が引っ張られて剥がれてしまいます（牽引性網膜剥離）。

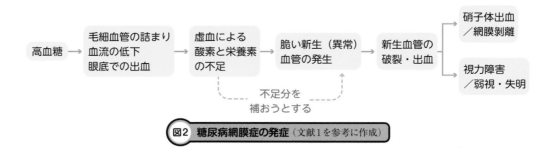

高血糖 → 毛細血管の詰まり／血流の低下／眼底での出血 → 虚血による酸素と栄養素の不足 → 脆い新生（異常）血管の発生 → 新生血管の破裂・出血 → 硝子体出血／網膜剥離／視力障害／弱視・失明

不足分を補おうとする

図2　糖尿病網膜症の発症（文献1を参考に作成）

表　糖尿病網膜症の病期分類（文献2を参考に作成）

	単純網膜症	増殖前網膜症	増殖網膜症
眼底の変化（イラスト）			
眼底の状態（所見）	●毛細血管に瘤ができる ●点状・斑状・線状出血がみられる ●血液中の脂肪やたんぱく質が漏れる（硬性白斑）	●毛細血管が詰まり、視神経線維がむくむ（軟性白斑） ●酸素欠乏した部分が生じる ●静脈が腫れて毛細血管の形がいびつになる	●硝子体の中に新生血管がみられるようになる ●硝子体出血 ●増殖膜（新生血管の周囲に起こる線維化）の出現 ●牽引性の網膜剥離

ここにも注目！

見えかたの質（QOV）

　糖尿病網膜症のみならず、そのほかの眼病変を把握することは将来の見えかたの質（quality of vision；QOV）を守ることにつながります。そのため定期的な眼科受診が非常に重要です。

糖尿病網膜症の検査 （図3）

精密眼底検査

- 通常の眼底検査と異なり、点眼薬を用いて散瞳（瞳孔を拡げる）を行い、より広い範囲の眼底（網膜）をくわしく検査する。
- 検眼鏡、細隙灯顕微鏡による検査、眼底カメラによる撮影を行う。

蛍光眼底造影検査

- 蛍光色素が含まれた造影剤を静脈から注射し、眼底カメラで血管造影を行って網膜血管の異常を適切に把握する。
- 新生血管や新生血管から漏れた血液がどの部位にあるかなどがわかる。

OCT（光干渉断層計）

- 近赤外線を照射して網膜の断層画像を撮影する。
- 従来の眼底検査では把握しきれなかった網膜のむくみの程度や出血の範囲、深さなどを知ることが可能となる。
- 黄斑部や網膜の疾患を早期に発見、診断できる重要な検査。

検査での注意点

- 精密眼底検査で行う散瞳の効果は、点眼後数時間は持続するため、検査当日は自家用車での来院を控えてもらう。誰かにつき添いを依頼するか、公共交通機関などの利用を呼びかける。サングラスの持参を促すことも効果的。
- 造影剤を使用する蛍光眼底造影検査にあたっては、検査後の安静促しや、撮影時の強い光によってふだんとは周囲の色が違って見えること、造影剤の影響によって皮膚や眼球、尿が黄色くなることを説明する。検査に対する不安や疑問に対する十分な説明と、検査前・中・後の患者の安全、安楽に配慮した寄り添いが重要。

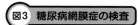

図3　糖尿病網膜症の検査

糖尿病網膜症の治療

- ☑ 内科的な治療として、毛細血管のダメージを進行させないための長期的な安定した血糖管理が望まれます。
- ☑ 眼科的な治療として「汎網膜光凝固術（図4）[1]」「硝子体手術（図5）[1]」、黄斑浮腫に対しては「抗VEGF薬硝子体注射」などがあげられます。
- ☑ 汎網膜光凝固術は、増殖前網膜症や黄斑浮腫に対する効果が期待されます。
- ☑ 硝子体手術の術後は空気やガスを充塡するため、一時的に視力低下をきたし、回復には6〜12か月かかることもあります。

糖尿病網膜症をもつ患者のケア・支援

- ☑ 網膜症は悪化しても自覚症状（図6）が現れにくいため、患者が病態や生涯にわたり定期受診が必要である点を理解できるように支援を行います。

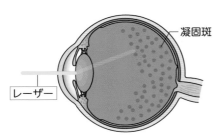

目的：新生血管発生の予防、すでに発生して
いる新生血管の焼灼による出血の予防

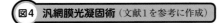

図4 汎網膜光凝固術 （文献1を参考に作成）

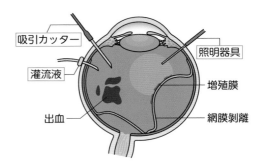

目的：硝子体や病的な組織を取り除く

図5 硝子体手術 （文献1を参考に作成）

☑糖尿病網膜症のリスク因子として、糖尿病罹病期
　間、血糖管理状況、高血圧、脂質異常症、喫煙の
　影響などがあげられるため、全般的な生活指導が
　必要となります。

☑妊娠、短期間での急速な血糖値の降下、インター
　フェロン治療などは糖尿病網膜症を悪化させるこ
　とがあり注意が必要です。

☑汎網膜光凝固術などの治療は、痛みも強く時間や
　費用も要すため、治療継続が困難になるケースも
　あります。医療者は治療に伴う精神的、身体的、
　経済的な負担を理解し、寄り添うことが必要です。

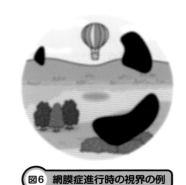

図6 網膜症進行時の視界の例

☑苦痛を伴う治療過程では、失明を回避し将来の視力を守るために、一時的に視力低下する
　ジレンマを患者が受け入れられるよう支援することが必要です。

☑QOVを守るためにできる支援を早期から継続して行うことが望まれます。

引用・参考文献

1）参天製薬. 糖尿病から眼を守る. 堀貞夫監修. （https://sugawara-eye.jp/wp-content/uploads/2021/01/daa
　84ab886bcb1719c4794f3a8ca4442.pdf, 2023年11月閲覧）.
2）日本糖尿病眼学会. 糖尿病眼手帳〈第4版〉. （https://www.jsod.jp/techo/, 2023年11月閲覧）.
3）麻生好正. 徹底解説！ 糖尿病合併症 管理・フォローアップ：包括的治療のポイント. 東京, 文光堂, 2021, 204p.
4）日本糖尿病療養指導士認定機構編. 糖尿病療養指導ガイドブック2022. 東京, メディカルレビュー社, 2022, 324p.

5　糖尿病性腎症

●高島市民病院 看護部／糖尿病看護認定看護師　村田裕子（むらた・ゆうこ）

病態

☑糖尿病性腎症は無症状で進行することが多く、進行に伴い心血管イベントでの死亡率が上昇するため、早期に発見し早期から治療介入することが重要です。

☑糖尿病性腎症が進行して腎不全になると、人工透析など腎代替療法が必要になる場合があります。腎症はわが国の透析導入原疾患の第1位（2021年は40.2%）[1] を占めています。

☑腎臓にはさまざまなはたらきがあります（表1）が、第一にあげられるのは糸球体が行う「血液を濾過して不要な老廃物を尿中に排泄する」というはたらきです。

表1　腎臓のはたらき
1. 老廃物排出と尿の産生
2. 血圧の調整・体液量の調節
3. 水分・電解質バランスの調整
4. ホルモンの産生・代謝、赤血球産生の調整
5. 骨代謝調節・ビタミンDの活性化

☑慢性的な高血糖（糖尿病）があると腎糸球体血管に血管変化が起こって血管周囲の結合組織であるメサンギウムが増生し、糸球体構造が破壊されて機能障害が起こります。そして腎臓の濾過機能が低下し、たんぱく（アルブミン）が尿中に漏出します（図1）。

病期・進行

☑糖尿病性腎症は、尿アルブミン（尿たんぱく）値と推算糸球体濾過量（estimated glomerular filtration rate；eGFR）をもとに第1期から第5期に分類されます（図2）[2]。

☑糸球体濾過率（glomerular filtration rate；GFR）とは糸球体が処理する血液量で、腎機能の残存値を示すものです。血清クレアチニン値、年齢、性別からeGFRを求めます。

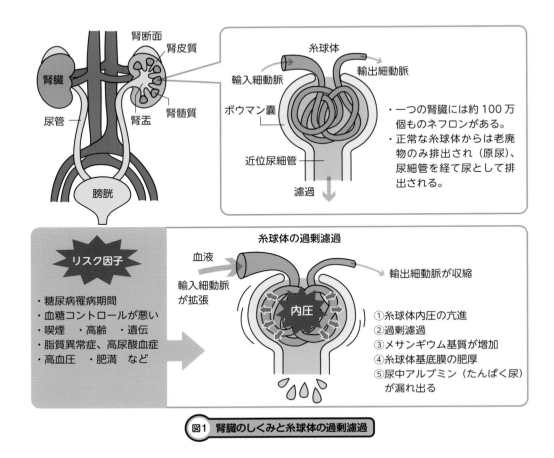

図1　腎臓のしくみと糸球体の過剰濾過

☑eGFR（mL/分/1.73m^2）＝ 194 × Cr$^{-1.094}$ × 年齢（歳）$^{-0.287}$（男性）

　　　　　　　　　　　　＝ 194 × Cr$^{-1.094}$ × 年齢（歳）$^{-0.287}$ × 0.739（女性）

☑ただし、糖尿病性腎症はかならずしも第1期から第5期まで順次進行するものではありません。また、評価の際には、腎症病期とともに慢性腎臓病（chronic kidney disease；CKD）重症度分類[3]も併記することが望ましいとされています。

☑eGFR 60mL/分/1.73m^{2}未満の症例はCKDに該当し、糖尿病性腎症以外のCKDが存在しうるため、ほかのCKD（図3）[3]との鑑別診断が必要です。

検査

☑糖尿病性腎症は進行するまで症状が出ないことも多いので、早期発見のためには定期的な検査（表2）が大切です。アルブミン尿やeGFRは、病期を知るために重要な検査です。

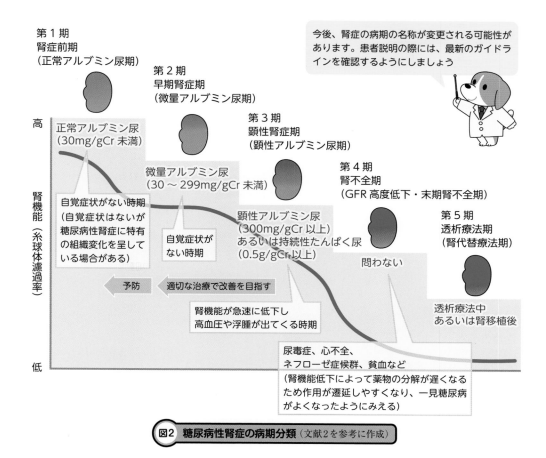

第1期
腎症前期
(正常アルブミン尿期)

第2期
早期腎症期
(微量アルブミン尿期)

第3期
顕性腎症期
(顕性アルブミン尿期)

第4期
腎不全期
(GFR高度低下・末期腎不全期)

第5期
透析療法期
(腎代替療法期)

今後、腎症の病期の名称が変更される可能性があります。患者説明の際には、最新のガイドラインを確認するようにしましょう

高

腎機能(糸球体濾過率)

低

正常アルブミン尿
(30mg/gCr未満)

微量アルブミン尿
(30〜299mg/gCr未満)

顕性アルブミン尿
(300mg/gCr以上)
あるいは持続性たんぱく尿
(0.5g/gCr以上)

問わない

自覚症状がない時期
(自覚症状はないが糖尿病性腎症に特有の組織変化を呈している場合がある)

自覚症状がない時期

予防

適切な治療で改善を目指す

腎機能が急速に低下し高血圧や浮腫が出てくる時期

透析療法中あるいは腎移植後

尿毒症、心不全、ネフローゼ症候群、貧血など
(腎機能低下によって薬物の分解が遅くなるため作用が遷延しやすくなり、一見糖尿病がよくなったようにみえる)

図2 糖尿病性腎症の病期分類 (文献2を参考に作成)

CKD with diabetes
(糖尿病合併CKD)

患者が糖尿病を合併した場合を含むより広い概念。糖尿病と直接関連しない腎疾患(IgA腎症など)

diabetic kidney disease；DKD
(糖尿病関連腎臓病)

糖尿病性腎症＋顕性アルブミン尿が伴わないままGFRが低下する非典型例

diabetic nephropathy；DN
(糖尿病性腎症)

図3 CKD、DKDの概念図 (文献3を参考に作成)

高血圧性腎硬化症と糖尿病性腎症の境界はあいまいであり、一人の患者に双方の病変がさまざまな割合で存在している

表2　糖尿病性腎症の検査

1.　尿検査	一般検尿：尿たんぱく定性、尿潜血定性、尿糖定性 　　　　　（定性検査とはプラスやマイナスのみで判定するもの） アルブミン尿、尿沈渣、尿量
2.　血液検査	腎臓の指標：クレアチニン（Cr）、尿素窒素（BUN）、推算糸球体濾過量（eGFR） 貧血の指標：Hb、Ht 栄養状態の指標：alb 電解質：Na、K、Cl、P、Ca ほか：総コレステロール、HDLコレステロール、HbA1c 　　　（病期に応じてグリコアルブミンに変更する）、HCO_3^-、シスタチンCなど
3.　画像検査	腎臓超音波検査、腹部CT検査、胸部X線検査など （造影剤使用は腎機能低下例では禁忌）
4.　腎生検	

治療

治療の基本

☑治療の中心は食事療法、血糖・血圧・脂質コントロールです。

☑治療の目標を表3に示します。なお目標値は年齢、罹病期間、臓器障害、低血糖リスク、サポート体制、認知機能、妊娠などによって個別設定されます。

表3　糖尿病性腎症治療の目標値（原則）

血糖コントロール	HbA1c 7.0%未満（患者によって変わる）
血圧コントロール	130/80mmHg未満（家庭血圧125/75mmHg未満） 75歳以上は140/90mmHg未満（家庭血圧135/85mmHg未満）
脂質コントロール （冠動脈疾患の既往がない場合）	LDLコレステロール120mg/dL未満 HDLコレステロール40mg/dL以上 中性脂肪150mg/dL未満 nonHDLコレステロール150mg/dL未満

薬物療法

☑治療には薬剤が使用される場合もあります（表4）。

☑腎排泄機能が低下するため薬剤の作用が遷延しやすくなります。低血糖のリスクが高まるため、病期と関連づけた説明が必要です。腎機能に応じて経口薬からインスリン療法へ変更されることもあるので、移行へのサポートが大切です。

表4	腎症治療で使用するおもな薬剤

- 糖尿病治療薬：SGLT2阻害薬、インクレチン関連薬、インスリン製剤など
- 貧血治療薬：赤血球造血刺激因子製剤（ESA）、HIF-PH阻害薬（腎性貧血治療薬）
- 尿毒症治療薬：炭素
- 高カリウム血症治療薬：ポリスチレンスルホン酸カルシウム
- 高リン血症治療薬：制酸剤、活性化ビタミンD_3製剤
- 高血圧治療薬：アンジオテンシン変換酵素阻害薬（ACE）、アンジオテンシンⅡ受容体拮抗薬（ARB）、ミネラルコルチコイド受容体（MR）拮抗薬　　　　　　　　など

☑抗菌薬や鎮痛薬の使用においても同様に注意が必要になるため、他科受診の際にも共通認識できるように、患者自身が医師に伝えられるよう説明します。

☑病期に応じて糖尿病治療薬以外にさまざまな薬剤が増加するため、作用や必要性、注意点、服用のタイミングを説明し支援します。

☑腎不全期では、スルホニル尿素（SU）薬やビグアナイド薬は原則として投与できません。腎排泄型のフィブラート系薬剤は腎機能低下例では禁忌です。

☑糖尿病治療薬のSGLT2阻害薬は、近位尿細管でのグルコース再吸収阻害により血糖降下作用を期待して開発されましたが、心血管イベントに関する複数の臨床試験で心腎保護効果が示され関心を集めています。

糖尿病腎症生活指導基準 （表5）[3、4]

☑治療のための病期ごとの生活指導基準が示されています。

☑禁煙は、CKDの進行だけでなく脳血管障害（cerebral vascular disorder；CVD）発症や死亡リスクを抑制するためにも重要です。

☑糖尿病をもつ患者は歯周病の罹患率も一般人と比較して高いので口腔ケアもすすめます。

☑新型コロナウイルス感染症（COVID-19）などの感染予防対策へのサポートも大切です。

患者へのケア・支援

糖尿病性腎症の支援

☑初期には自覚症状が出ないため早期発見と介入が必要です。各病期での支援目標を把握しておく必要があります（図4）[5]。

☑血糖値、血圧、体重など毎日のセルフモニタリングができるよう支援し、その数値についてふり返りを行うことで自分の体に関心をもって自身の問題としてとらえることができるようにサポートします（表6）[6]。

☑検査結果を確認して病期を医師から告げてもらい、腎症をどのように受け止めているか確

表5 糖尿病腎症生活指導基準（文献3、4を参考に作成）

病期	生活一般	運動・仕事・家事・妊娠・出産	治療、生活ポイント
第1期	普通生活	運動：原則として糖尿病の運動療法 仕事：普通勤務 家事：普通 妊娠・出産：可	糖尿病食が基本、血糖コントロール、降圧治療、脂質管理、禁煙
第2期	普通生活	運動：原則として糖尿病の運動療法 仕事：普通勤務 家事：普通 妊娠・出産：慎重な管理を要する	糖尿病食が基本、血糖コントロール、降圧治療、脂質管理、禁煙、たんぱく質の過剰摂取は控える
第3期	普通生活	運動：原則として運動可、ただし病態によって程度を調整 仕事：普通勤務 家事：普通 妊娠・出産：推奨しない	適切な血糖コントロール、降圧治療、脂質管理、禁煙、たんぱく質制限食（病態により調整）
第4期	疲労を感じない程度の生活	運動：原則として運動可、ただし病態によって程度を調整 仕事：原則として軽勤務、疲労を感じない座業を主とする。残業、夜勤は避ける 家事：疲労を感じない程度の軽い家事 妊娠・出産：推奨しない	適切な血糖コントロール、降圧治療、脂質管理、禁煙、たんぱく質制限食、貧血治療、（K制限）
第5期	軽度制限、疲労の残らない範囲の生活	運動：原則として運動可、ただし病態によって程度を調整 仕事：原則として軽勤務、超過勤務や残業はときに制限 家事：普通に可。疲労の残らない程度にする 妊娠・出産：推奨しない	適切な血糖コントロール、降圧治療、脂質管理、禁煙、透析療法または腎移植、水分制限

（食事については96ページ参照）

認してから、個別性に合わせたサポートにつなげられるようチームに情報提供します。

☑患者の生活状況や意向、体の状況をみて、患者と一緒に治療を方向づけます。適切な時期に納得して治療選択できるように、チームの橋渡しを行います。

☑2012（平成24）年に糖尿病透析予防指導管理料が算定できるようになりました。2016（平成28）年からは厚生労働省が「糖尿病性腎症重症化予防プログラム」を策定し、保険者と市町と医療機関の連携枠組みが構築されています[6]。

浮腫のケア

☑腎症があると浮腫（むくみ）が出てくることが多いです。浮腫があると水疱形成しやすく、蜂窩織炎をひき起こすこともあるため、注意して観察、ケアしていきます。

腎症第2期
自覚性に乏しい体と
糖尿病性腎症の病気
をつなげて理解し、
自身の腎症を悪化さ
せないための生活調
整を支援する。

腎症第3期
糖尿病性腎症の進行に
伴い変化せざるをえな
い生活をひき受けられ
るよう支え、腎症を悪
化させない生活・症状
管理を支援する。

腎症第4期
腎症の進行が加速して、負荷を受けやす
い体であることを理解し、新たな治療の
円滑な導入およびその人の意思を尊重し
た療養生活が過ごせるよう支援する。

図4 **糖尿病性腎症の病期別支援目標**（文献5を参考に作成）

表6 **糖尿病性腎症の看護サポート**（文献6を参考に作成）

支援目標	患者が腎臓が弱っている体であることを理解し、自分の体を気遣っていけるように支援すること
役割	1. チーム内の連携・調整：各職種の専門性発揮のため 2. 糖尿病性腎症と生活行動の関連の説明 3. 生活に合った実施可能な治療行動を一緒に考える 4. セルフモニタリング指導：血糖測定、血圧、体重 5. 症状管理指導：浮腫、感染兆候などへの対応 6. 病気と向き合うことへの支援：患者の「病気の自覚」と「現在の身体状況」のすり合わせへの支援

高齢糖尿病患者での注意点

☑加齢によって腎機能は低下するため、高齢の糖尿病患者は腎不全になりやすいです。認知機能や日常生活動作、サポート体制の有無を考慮して支援しましょう。

引用・参考文献

1）医療情報科学研究所編. 病気がみえるvol.3：糖尿病・代謝・内分泌. 第5版. 東京, メディックメディア, 2019, 352p.
2）糖尿病性腎症合同委員会・糖尿病性腎症病期分類改訂ワーキンググループ. 糖尿病性腎症病期分類2023の策定. 日本腎臓学会誌. 65（7）, 2023, 847-56.

3）日本腎臓学会編．エビデンスに基づくCKD診療ガイドライン2023．東京，東京医学社，2023，292p.
4）日本糖尿病教育・看護学会編．ナースのための糖尿病透析予防支援ガイド．東京，日本看護協会出版会，2015，188p.
5）日本糖尿病教育・看護学会．糖尿病腎症各期（第2期以降）における看護のポイントVer.2.（https://jaden1996.com/documents/20140630_doc2.pdf，2023年12月閲覧）.
6）厚生労働省．糖尿病性腎症重症化予防プログラムの策定について．（https://www.mhlw.go.jp/stf/houdou/0000121935.html，2023年12月閲覧）.
7）石本香好子編．カラービジュアルで見てわかる！はじめての糖尿病看護．大阪，メディカ出版，2017，144p.
8）日本糖尿病学会編・著．糖尿病治療ガイド2022-2023．東京，文光堂，2022，156p.

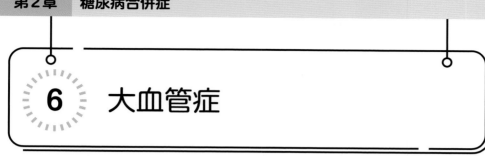

6 大血管症

●慶應義塾大学病院 看護部／糖尿病看護認定看護師　**杉本友紀**（すぎもと・ゆうき）

糖尿病と大血管症

☑大血管症とは、動脈硬化が基盤となって起こる合併症で「冠動脈疾患」「脳血管障害」「末梢動脈疾患（下肢閉塞性動脈疾患）」といった太い血管にみられる動脈硬化性疾患を指します。

☑無症状のまま長期間を経て徐々に進行しますが、生命の危機を脅かす疾患でもあります。

☑高血糖の状態が続くと、コレステロールが酸化・変性し、血管内皮細胞を障害してプラークを形成します。次第に血管は硬く弾力性がなくなり、血管の内腔が狭くなります（図1）[1]。

☑プラークが大きくなると突如破裂し、そこに血小板が集まり血栓を形成します。その結果、血管内腔が塞がれてしまうと、血管が閉塞してしまいます。

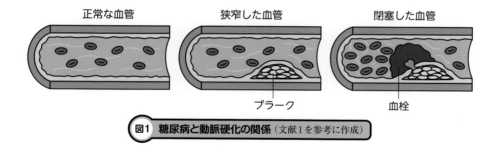

正常な血管　　　狭窄した血管　　　閉塞した血管

プラーク　　　血栓

図1 糖尿病と動脈硬化の関係（文献1を参考に作成）

☑動脈硬化につながる因子を図2に示します。糖尿病患者は複数の因子をもっていることが多く、これらの因子が重複するほど動脈硬化の危険性はさらに高まります。

☑大血管症の発症や進展を抑制するためには、血糖コントロールのみならず、このような危険因子を包括的に管理していくことが重要です（表1）[2]。

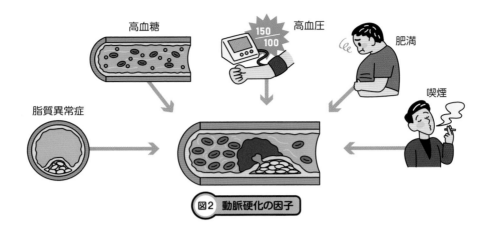

図2 動脈硬化の因子

高血糖　高血圧　肥満　喫煙　脂質異常症

表1 大血管症抑制のための目標値（文献2を参考に作成）

血糖値	HbA1c 7.0％未満（合併症予防のための目標）
血圧	130/80mmHg未満（家庭血圧は125/75mmHg未満）
脂質	LDLコレステロール120mg/dL未満[注1] HDLコレステロール40mg/dL以上 中性脂肪150mg/dL未満（早朝空腹時） Non-HDLコレステロール[注2] 150mg/dL未満[注2] 　注1）冠動脈疾患がある場合、より冠動脈疾患の再発リスクが高いと考えられる場合 　　　は表2参照。 　注2）Non-HDLコレステロール＝総コレステロール－HDLコレステロール
体重	目標体重（kg）＝［身長（m）］^{2}×22〜25（年齢や合併症に応じた目標BMI）

大血管症の病態

冠動脈疾患

☑心臓を栄養する冠動脈は、大動脈起始部の膨大部から右冠動脈と左冠動脈が分岐し、左冠動脈は左冠動脈主幹部からさらに左前下行枝と左回旋枝に分岐します。左前下行枝、左回旋枝、右冠動脈が主要な3枝になります（図3）[3]。

☑動脈硬化の影響などで冠動脈が狭窄・閉塞すると、心筋が虚血に陥り、狭心症や心筋梗塞をひき起こします。

☑糖尿病患者が冠動脈疾患を起こすリスクは高く、非糖尿病患者の2〜4倍といわれています。心筋梗塞既往のない糖尿病患者と心筋梗塞既往のある非糖尿病患者において、心血管

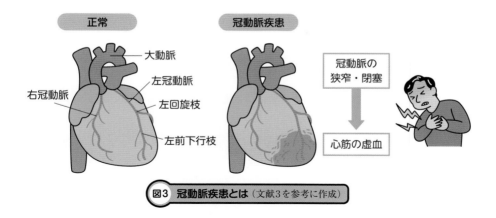

図3　冠動脈疾患とは（文献3を参考に作成）

死が同等であるとの報告もあります。

☑発症時にはすでに病変が多枝に及び、進行している場合が多く、心不全や不整脈を起こしやすいといわれています。

☑糖尿病患者に脂質異常症が合併した場合、冠動脈疾患のリスクがさらに高まるため、積極的に治療する必要があります。冠動脈疾患がある場合、より冠動脈疾患の再発リスクが高いと考えられる場合は表2[2]のような目標値が設けられています。

表2　冠動脈疾患治療の目標値（文献2を参考に作成）

	冠動脈疾患がある場合	より冠動脈疾患の再発リスクが高いと考えられる場合
LDLコレステロール	110mg/dL 未満	70mg/dL 未満
Non-HDL コレステロール	130mg/dL 未満	100mg/dL 未満

プラスの知識

無痛性心筋梗塞

　糖尿病性神経障害が進行している場合は心筋梗塞が起こっても無症状であったり、胸痛や絞扼感などの典型的な症状に乏しいこともあります。定期的な心電図検査を行うとともに、患者に非典型な症状（胃部不快感、肩こり、歯痛など）で発症しうること、異常を感じたときは早期に受診するよう説明しましょう。

☑近年、一部のGLP-1受容体作動薬およびSGLT2阻害薬が心血管イベントや心血管死を抑制するとの報告があり、心血管疾患を有する患者での使用が奨励されています。

脳血管障害

☑脳血管障害には脳梗塞、脳内出血、くも膜下出血などがありますが、糖尿病患者は脳出血よりも脳梗塞が多いといわれています。

☑脳梗塞とは、脳動脈の狭窄または閉塞によって灌流域の虚血が起こり、脳組織が壊死に至る疾患です。脳梗塞の病型にはアテローム血栓性脳梗塞、心原性脳塞栓症、ラクナ梗塞があります（図4）[4]。

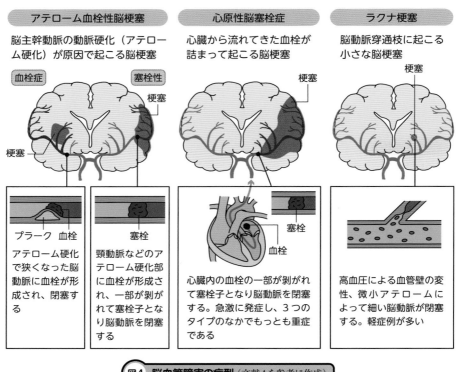

図4 脳血管障害の病型（文献4を参考に作成）

☑糖尿病は脳梗塞の独立した危険因子であり、非糖尿病患者の2〜4倍と高頻度であるといわれています。

☑糖尿病はアテローム血栓性脳梗塞の発症に関係していますが、糖尿病患者の半数に高血圧を合併しているため、ラクナ梗塞も多いといわれています。

☑全体として小さな梗塞が多発する傾向にあり、一過性虚血発作や軽い麻痺をくり返し、徐々

に脳血管性認知症に至る場合もあります。

☑脳梗塞予防のためには、早期から血糖コントロール良好な状態を保ちながら、目標値を目指した高血圧の治療を十分に行うことが大切です。

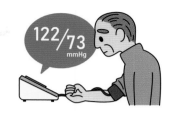

末梢動脈疾患（下肢閉塞性動脈疾患）

☑下肢の動脈が狭窄・閉塞して起こる大血管症です（図5）。

☑糖尿病特有ではありませんが、糖尿病患者の10〜15％と高頻度に合併し、非糖尿病と比較して約4倍のリスクがあるといわれています。

☑病期診断にはFontaine分類が用いられています（表3）。

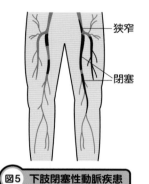

狭窄
閉塞

図5 下肢閉塞性動脈疾患

表3 Fontaine分類

Ⅰ度	Ⅱ度	Ⅲ度	Ⅳ度
冷感、しびれ感	間歇性跛行	安静時疼痛	皮膚潰瘍・壊疽
	歩く　痛む　休む		

ここにも注目！

PADあらためLEAD

　末梢動脈疾患（peripheral artery disease；PAD）とは、広義では冠動脈以外の末梢動脈の閉塞性疾患、狭義では上下肢動脈疾患の呼称として一般的に用いられています。下肢の動脈疾患であることを明確に区別するために、2022年に発表された日本循環器学会／日本血管外科学会合同の末梢動脈疾患ガイドライン[5]では、下肢閉塞性動脈疾患（lower extremity artery disease；LEAD）という用語の使用を推奨しています。

☑特徴的な症状として、しばらく歩行していると筋血流量が低下して足のだるさや痛みを生じ、休息すると徐々に回復する間歇性跛行があります。悪化すると、安静にしていても痛みが強くなり、このような足に創傷を形成すると皮膚潰瘍や壊疽にまで進展することもあります。

☑このような状態を重症下肢虚血（critical limb ischemia；CLI）といいますが、糖尿病患者の場合は感染や細小血管症、神経障害などの多くの病態が複雑に絡み合っているため、包括的高度慢性下肢虚血（chronic limb-threatening ischemia；CLTI）という概念が提唱されています。

☑下肢閉塞性動脈疾患の治療では、血行再建法として血管内治療と外科的なバイパス術、その両方を組み合わせたハイブリッド手術があります。

引用・参考文献

1）八幡和明. 高血糖が続くと，脳・心臓・手足はどうなる？（大血管症）. 糖尿病ケア＋. 19（3），2022，382-5.
2）日本糖尿病学会編・著. 糖尿病治療ガイド2022-2023. 東京，文光堂，2022，156p.
3）医療情報科学研究所編. "虚血性心疾患". 病気がみえるvol.2：循環器. 第5版. 東京，メディックメディア，2021，126-8.
4）医療情報科学研究所編. "脳動脈と脳血管障害". 病気がみえるvol.7：脳・神経. 第2版. 東京，メディックメディア，2017，56-147.
5）日本循環器学会ほか. 2022年改訂版 末梢動脈疾患ガイドライン. （https://www.j-circ.or.jp/cms/wp-content/uploads/2022/03/JCS2022_Azuma.pdf，2023年12月閲覧）.
6）日本糖尿病学会編・著. "合併症ならびに併発症". 糖尿病専門医研修ガイドブック. 改訂第9版. 東京，診断と治療社，2023，8.

プラスの知識

定期検査とフットケアの重要性

　高齢者など運動習慣や長い距離を歩く習慣がない場合は、間歇性跛行を自覚せずに無症候性に進行し、皮膚潰瘍に至ってはじめて下肢閉塞性動脈疾患と診断される患者も少なくありません。糖尿病性足病変を予防するためには定期的な血流の評価（ABI検査、膝窩・後脛骨・足背動脈の触知など）、予防的フットケア介入がとても大切です。

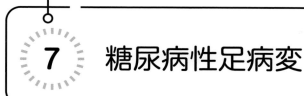

7 糖尿病性足病変

●社会医療法人財団新和会八千代病院 看護部／糖尿病看護認定看護師　**鈴木裕美子**（すずき・ゆみこ）

糖尿病性足病変はなぜ起こるのか

☑糖尿病患者は、糖尿病性神経障害（末梢神経障害・自律神経障害）、さらに末梢動脈疾患（peripheral arterial disease；PAD）のなかでもとくに下肢動脈に起こる下肢閉塞性動脈疾患（lower extremity artery disease；LEAD）が併存すると足病変を生じやすくなります（図1）。

☑神経障害によって、足の小さな皮膚損傷に気づきにくくなり、発汗が減少して皮膚が乾燥するため皮膚のバリア機能が低下します。

☑血管障害が併存していると、皮膚組織に酸素や栄養がいきわたらず、創傷の治癒が遅延し細菌感染も生じやすくなります。

☑糖尿病によって高血糖が持続すると、血液中の貪食細胞や好中球の貪食作用のはたらきが阻害され、免疫機能が低下し、易感染状態となります。

☑上記のような状態に靴ずれや白癬などの外的要因、セルフケア不足が加わると、小さな皮膚損傷でも足潰瘍や壊疽に発展することがあります。

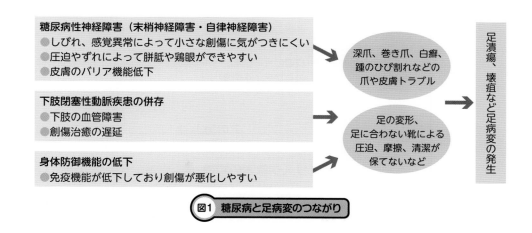

糖尿病性神経障害（末梢神経障害・自律神経障害）
●しびれ、感覚異常によって小さな創傷に気がつきにくい
●圧迫やずれによって胼胝や鶏眼ができやすい
●皮膚のバリア機能低下

下肢閉塞性動脈疾患の併存
●下肢の血管障害
●創傷治癒の遅延

身体防御機能の低下
●免疫機能が低下しており創傷が悪化しやすい

深爪、巻き爪、白癬、踵のひび割れなどの爪や皮膚トラブル

足の変形、足に合わない靴による圧迫、摩擦、清潔が保てないなど

足潰瘍、壊疽など足病変の発生

図1 糖尿病と足病変のつながり

糖尿病性足病変の検査

☑糖尿病性足病変の検査では、足の観察や触診、神経障害の検査、血流の評価、採血検査で感染や栄養状態などの評価を行います。神経障害の検査を図2、血流の評価に必要な検査を表で紹介します。

アキレス腱反射	モノフィラメント検査	振動覚
打腱器を使って深部反射をみる	5.07モノフィラメントを使い、触圧覚を検査し知覚障害（感覚低下）を検査する	C128Hzの音叉を使って、深部感覚を検査する

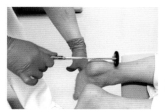 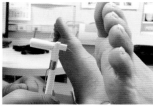 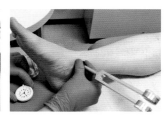

図2 神経学的簡易検査

表 血流評価のための検査

動脈触知 （足背動脈、後脛骨動脈、膝窩動脈）	左右差、拍動の強さなどを確認する
下腿 - 上腕血圧比 (ankle brachial pressure index；ABI)	下肢の血圧を上肢の血圧で割った数値。下肢の主幹動脈の狭窄や閉塞の状態を評価する
足趾／上腕血圧比 (toe brachial pressure index；TBI)	足趾の血圧を上肢の血圧で割った数値。透析患者など動脈の石灰化が強く下腿では正確な血圧測定が困難な患者に用いる
脈波伝播速度検査 (pulse wave velocity；PWV)	動脈の硬化度を反映する検査
SPP (skin perfusion pressure)	皮膚の毛細血管レベルの血流がどの程度の圧力で灌流しはじめるかを示す検査

ここにも注目！

ハイリスク患者の特徴

　足潰瘍や切断の既往、透析中の患者、高度の視力障害がある患者、高齢で独居の患者などは糖尿病性足病変のリスクが高いです。しっかりアセスメントをしていきましょう。

知っておきたい糖尿病性足病変

☑糖尿病性足病変は、乾燥、角質の肥厚、亀裂、胼胝_{べんち}、鶏眼_{けいがん}、靴ずれ、白癬など日常的に発生しやすいものから、皮膚潰瘍、骨や関節の変形、傷の感染、壊疽、壊死など重症なものまでさまざまです（図3）。

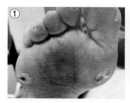
①足の変形で合わない靴を履き形成された胼胝

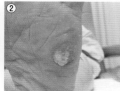
②靴の圧迫で形成した胼胝

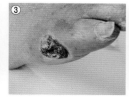
③靴ずれから胼胝形成、黒色壊死に至った例

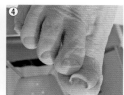
④母趾の巻き爪

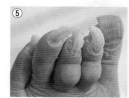
⑤ケアが困難で伸びすぎた爪

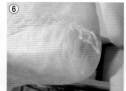
⑥踵の靴ずれから表皮剥離

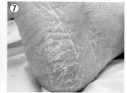
⑦乾燥、角質肥厚、白癬の感染

図3 糖尿病性足病変の例

プラスの知識

とくに注意が必要な足の状態

糖尿病性神経障害によって足の感覚が低下していると、痛みを感じにくくなります。通常は痛みで受診などをしますが、痛みがないためそのまま放置してしまうことも多く、気

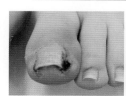
陥入爪にて爪が食い込むが、痛みがなく放置していたため感染。周囲の皮膚が炎症、腫脹している

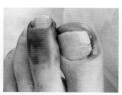
下肢閉塞性動脈疾患による血流障害と感染を伴う炎症がある

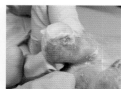
発熱で受診し、足を確認すると足趾に感染を伴う炎症、腫脹がみつかった

図4 とくに注意が必要な足の状態の例

がついたときには感染や血流障害によって切断に至る場合もあります。図4のような足の状態を発見した場合は、すみやかに医師へ相談する必要があります。

☑重症化した足病変も、最初はささいな傷が原因であることが多いです。

☑足病変の患者に対し、足の状況、全身状態、生活状況、セルフケア状況の情報を収集して発生要因を考え、足全体をとらえてケアしていく必要があります。

看護師がみる足のチェックポイント

☑足のチェックは観察するポイントが多く、とくにはじめて足をみせてもらう患者であれば、足をみることに集中してしまうかもしれません。しかし足病変を予防するフットケアでは、患者の足への関心や生活状況、セルフケア状況など、会話から情報を収集していく必要があります。

☑見落としなく観察を進めるため、あらかじめ要点（図5）[1]をチェックできるよう、スクリーニングシートや観察項目の記録などを施設基準に合わせて作成しておくとよいでしょう。

血流の状態
動脈触知（足背・後脛骨動脈）、冷感の有無・自覚、間歇性跛行、安静時痛、浮腫、皮膚の色調

履きものの状況
履いている靴の状態（素材、種類、大きさ、内部や靴底のすり減り）、日常でよく履く靴、靴下の状態

足の変形状態
ハンマートゥ、クロートゥ、外反母趾、内反小趾、開張足、ハイアーチ、シャルコー関節

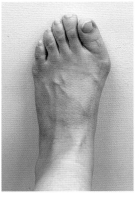
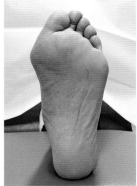

皮膚や爪の状態
発赤、乾燥、白癬、湿潤、水疱、創傷、潰瘍、壊疽、胼胝・鶏眼、表皮剥離、肥厚爪、深爪、陥入爪、爪白癬

知覚異常
触覚（筆）、痛覚（竹串テスト）、触圧覚（モノフィラメント）、しびれ、異常感覚、疼痛、アキレス腱反射、振動覚

図5 フットケア時のチェックポイント（文献1を参考に作成）

引用・参考文献

1) 日本糖尿病教育・看護学会編. 糖尿病看護フットケア技術. 第3版. 東京, 日本看護協会出版会, 2013, 256p.
2) 日本フットケア・足病変学会編. 重症化予防のための足病変診療ガイドライン. 東京, 南江堂, 2022, 240p.
3) 糖尿病学会編・著. "糖尿病性神経障害". 糖尿病専門医研修ガイドブック. 改訂第9版. 東京, 診断と治療社, 2023, 338-51.
4) 日本糖尿病学会編・著. "糖尿病合併症とその対策". 糖尿病治療ガイド2022-2023. 東京, 文光堂, 2022, 81-97.

第2章　糖尿病合併症

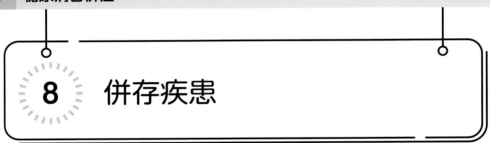

8　併存疾患

●独立行政法人地域医療機能推進機構九州病院 看護部／慢性疾患看護専門看護師／糖尿病看護認定看護師

山田明子（やまだ・あきこ）

糖尿病と骨粗鬆症

☑骨粗鬆症は骨強度の低下を特徴とし、骨折のリスクを増大させる疾患です。糖尿病や多くの内分泌疾患は、続発性骨粗鬆症の原因となります。とくに高齢糖尿病患者は大腿骨頸部骨折と椎体骨折のリスクが上昇します。

☑糖尿病では低血糖やサルコペニア（骨格筋量の減少と筋力もしくは身体機能の低下）、末梢神経障害、自律神経障害、視力低下などが転倒の原因となり骨折率が上昇します（図1）[1~5]。

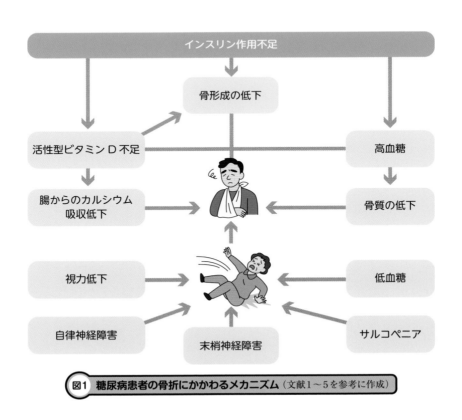

図1 糖尿病患者の骨折にかかわるメカニズム（文献1~5を参考に作成）

またHbA1c高値が骨折のリスクを高めることもわかっています。

☑血糖降下薬の一つであるチアゾリジン薬は、とくに高齢女性の骨折リスクを増加させることが知られています。そのほかの糖尿病治療薬と骨折の関係についてはまだあきらかにされていません[6]。

☑骨粗鬆症を予防するためには、骨生成に関与するビタミンK、ビタミンD、カルシウム（表1）を摂取することと、ビタミンDを体内で合成するために必要な日光浴、ウォーキングや筋力トレーニングなどの運動が推奨されます。

表1　骨粗鬆症予防のために摂取を推奨する食品

ビタミンKを多く含む食品	海藻類、野菜類、豆類、肉類、乳類、卵類、油脂類
ビタミンDを多く含む食品	きのこ類、魚介類、卵類、乳類
カルシウムを多く含む食品	魚介類、海藻類、乳類、豆類、種実類、野菜類

高齢患者では低血糖を避けて転倒を予防することが重要です
血糖パターンを確認し療養指導につなげましょう

糖尿病と歯周病

☑歯周病は糖尿病の併発症ととらえられています。糖尿病患者は非糖尿病患者と比べて歯周病の罹患率が高く、HbA1cが7％を超えると歯周病が進行します。

☑歯周病は慢性炎症による歯肉の腫脹で、進行すると最終的に歯を失いかねません。

☑血糖コントロールが悪いと歯周病が重症化します。とくに高齢者、喫煙者、肥満や免疫不全がある患者では罹患率が高いので要注意です。

☑歯周病が重篤であるほど血糖コントロールは悪くなります。反対に、歯周病を治療して改善するとインスリン抵抗性が軽減し血糖コントロールも改善します（図2）。

☑歯周病の治療の基本は感染源の除去（歯科治療）と再発防止、重症化予防です。そのためには定期的なフォローアップ（歯科でのプラークや歯石の除去）が必要です。

☑糖尿病教室などを利用して歯周病のセルフチェック（表2）[7]をすすめるなど、歯周病発症予防を啓発することも重要です。

糖尿病と認知症

☑糖尿病患者では脳動脈硬化が促進し、脳梗塞を発生しやすくなります。また細小血管病変

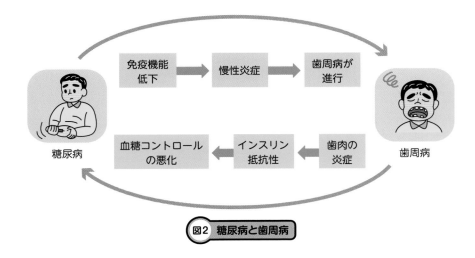

図2 糖尿病と歯周病

表2 歯周病のセルフチェックポイント（文献7を参考に作成）

【全体】
1. 口臭を指摘された・自分で気になる
2. 朝起きたら口の中がネバネバする
3. 歯磨き後に毛先に血がついたり、すすいだ水に血が混ざることがある

【歯肉の症状】	【歯の症状】
4. 歯肉が赤く腫れてきた	7. 歯と歯のあいだにものが詰まりやすい
5. 歯肉が下がり、歯が長くなった気がする	8. 歯が浮いたような気がする
6. 歯肉を押すと血や膿が出る	9. 歯並びが変わった気がする
	10. 歯が揺れている気がする

チェックが1～3個の場合は、歯周病の可能性あり。軽度のうちに治療を受けましょう
チェックが4～5個以上の場合は、中等度以上の歯周病が進行している可能性あり。早期に歯周病の治療を受けましょう
チェックがない場合でも無症状で歯周病が進行することがあるため、1年に1回は歯科検診を受けましょう

ここにも注目！

歯周病は早期から継続して治療を

　歯周病は心筋梗塞や感染性心内膜炎、呼吸器疾患、低体重児出産などの誘因となる可能性があります。早期の治療開始をすすめましょう。かかりつけ歯科医をつくり、少なくとも3～6か月間隔でフォローしてほしいものです。

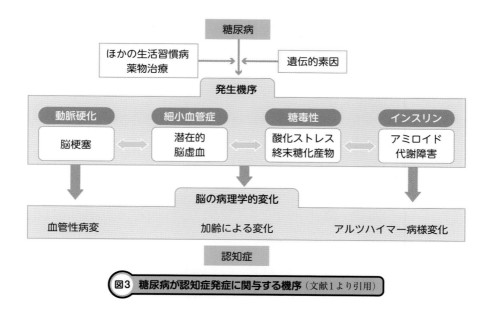

図3 糖尿病が認知症発症に関与する機序（文献1より引用）

をひき起こして潜在的な脳虚血を惹起し、血管性認知症の要因にもなります。さらに高血糖による酸化ストレスは脳にアルツハイマー病様の変化をひき起こします（図3）[1]。

☑糖尿病患者は、非糖尿病患者と比較してアルツハイマー型認知症は1.5倍、脳血管性認知症は2.5倍多いことが知られています[3]。

☑高齢者糖尿病における重症低血糖は認知症のリスクを高め、反対に認知機能障害が重症になると重症低血糖のリスクが高まります。

☑認知症自体が糖代謝異常をまねく因子であるため、糖尿病と認知機能障害は双方向の関係があるといえます。よって、認知機能障害を早期に発見することが重要です（図4）。

☑記憶障害と遂行機能障害は服薬管理やインスリン療法のアドヒアランス低下につながりやすいので、注意しましょう。この場合、社会資源の活用を含めた療養環境の整備が必要となります。

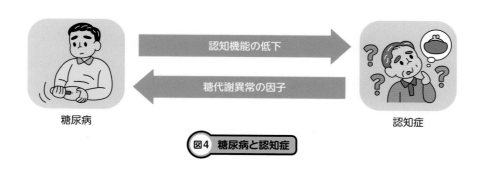

図4 糖尿病と認知症

糖尿病とがん

☑がんは日本人糖尿病患者の死因第1位であり、肺がん、肝がん、膵がんの順に比率が高いことが知られています。また、糖尿病では大腸がん、肺がん、乳がん、子宮内膜がん、膀胱がんのリスクが増加します。

☑血糖コントロールが急激に悪化した場合や、予期せぬ体重減少を認めた場合は、がんを原因の一つとして鑑別する必要があります。

☑高血糖自体の毒性やインスリン抵抗性による高インスリン血症、炎症性サイトカインなどが、がんの発症に関与しています（図5）。

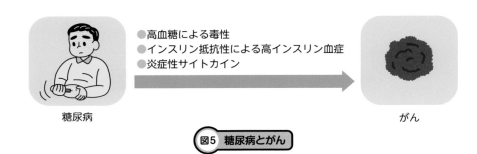

●高血糖による毒性
●インスリン抵抗性による高インスリン血症
●炎症性サイトカイン

糖尿病　　　　　　　　　　　　　　　　　がん

図5　糖尿病とがん

☑がんの治療薬には副作用として血糖値を上昇させる薬剤が多数あります（インターフェロン、免疫チェックポイント阻害薬など）[4]。さらに、免疫チェックポイント阻害薬はさまざまな自己免疫疾患を惹起する可能性があります。その一つに劇症1型糖尿病の発症が知られています。

☑糖尿病とがんを併せもつ患者は、予後が不良で感染症のリスクも高くなります。そのため、がん治療やがん看護の専門家との情報共有は重要です。

☑とくにエンドオブライフ期の患者に対しては、低血糖と高血糖を避けて生活の質（QOL）を維持できるように支援します。また、患者と家族の血糖コントロールに対する希望や思いを確認し、チームで支援していくことが大切です。

引用・参考文献

1) 日本糖尿病学会編・著. 糖尿病専門医研修ガイドブック. 改訂第9版. 東京, 診断と治療社, 2023, 618p.
2) 日本糖尿病学会編・著. "併存疾患". 糖尿病治療ガイド2022-2023. 東京, 文光堂, 2022, 93-5.
3) 日本糖尿病学会ほか編・著. "高齢者に多い併存症とその対策". 高齢者糖尿病治療ガイド2021. 東京, 文光堂, 2021, 91-8.
4) 日本内分泌学会ほか編. 内分泌代謝・糖尿病内科領域専門医研修ガイドブック. 東京, 診断と治療社, 2023, 516p.
5) 日本老年医学会ほか編. "高齢者糖尿病の併存疾患". 高齢者糖尿病診療ガイドライン2023. 東京, 南江堂, 2023,

53-73.

6) GE HealthCare. 生活習慣病を合併する骨粗鬆症診療の注意点は？（https://www.gehealthcare.co.jp/products/bone-and-metabolic-health/clinical/cv-suzuki-01，2023年11月閲覧）.
7) 日本臨床歯周病学会．歯周病とは？（https://www.jacp.net/perio/about/，2023年11月閲覧）.
8) 日本糖尿病学会. 免疫チェックポイント阻害薬に関連した1型糖尿病ことに劇症1型糖尿病の発症について．（http://www.jds.or.jp/modules/important/index.php?content_id=58，2023年11月閲覧）.

第2章　糖尿病合併症

プラスの知識

がん患者と血糖降下薬

　がん患者では、疾患や化学療法に起因する嘔吐や嘔気によって食事摂取量が低下することがあります。このような状況での血糖降下薬の調整について、あらかじめ患者と話し合っておく必要があります。

9 肥満・高血圧・脂質異常症

●社会医療法人岡本病院（財団）京都岡本記念病院 看護部 副看護部長／
慢性疾患看護専門看護師／糖尿病看護認定看護師　　**加藤久代**（かとう・ひさよ）

肥満

糖尿病と肥満

☑糖尿病患者の多くは糖尿病だけではなく、肥満、高血圧、脂質異常症などの治療すべき生活習慣病を複数有していることも少なくありません。これらの生活習慣病はきわめて関連性が強く、心血管疾患発症・進展のリスク要因でもあります。

☑肥満の定義は、脂肪組織が過剰に蓄積した状態で、「体重（kg）／身長（m）^{2}」で求められる体格指数（body mass index；BMI）が25kg/m^{2}以上の場合です。

☑肥満者のなかから医療の対象となる集団を抽出するため、「肥満症」の概念が提唱されました。肥満症は肥満に起因、ないし関連する11の健康障害（2型糖尿病や耐糖能異常といった糖代謝障害、脂質異常症、高血圧など）を合併するか、その合併が予測され、医学的に減量を必要とする疾患と定義されています[1]。

肥満とインスリン抵抗性

☑肥満によって肥大した脂肪細胞から血中に分泌される遊離脂肪酸やTNF-αなどのアディポサイトカインが増え、インスリンのはたらきを弱めるような作用（インスリン抵抗性）をひき起こします（図1）。

☑一方で、インスリン感受性に関与しているアディポネクチン（脂肪細胞から分泌される善玉たんぱく質）は内臓脂肪が蓄積すると減少します。

☑こうしてインスリン抵抗性によって脂肪組織からの遊離脂肪酸の放出を増加させ、さらにインスリン抵抗性をひき起こすという悪循環となります[2]。

高血圧

☑2型糖尿病と高血圧症は、ともに発症初期には定型的な症状を示すことはなく、進行して合併症を伴うことではじめて診断されるか、検診などで偶然に発見されます。

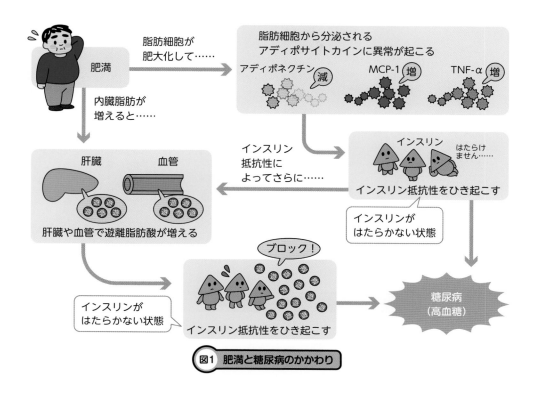

図1 肥満と糖尿病のかかわり

☑また、ともに大半が成人期以降に発症し、遺伝と食事や運動などの生活習慣に関連することも共通する事項です。

☑合併頻度はきわめて高く、高血圧症の合併は糖尿病における脳血管障害や冠動脈疾患といった大血管症や細小血管症の進展におおいに影響を与えます（表1）[3]。

表1 糖尿病患者が高血圧を合併しやすい理由（文献3より）

項目	病態
肥満	心拍出量増加、アンジオテンシンの増加（脂肪細胞）、交感神経の活性化（過食）
インスリン抵抗性	高インスリン血症による腎臓でのナトリウム排泄低下、腎への交感神経活性化、血管壁の肥厚など
循環血液量の増加	高血糖による浸透圧の上昇
腎機能低下	レニン-アンジオテンシン・アルドステロン系の不適切な活性化など
そのほか	酸化ストレスの増加、慢性炎症

☑血圧コントロールの目標値を図2⁴⁾に、生活修正項目を表2⁵⁾に示します。

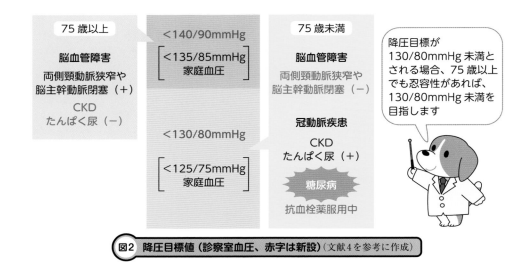

図2 降圧目標値（診察室血圧、赤字は新設）（文献4を参考に作成）

表2 降圧のために修正すべき生活習慣（文献5を参考に作成）

1. 減塩（6g/日未満）
2. 野菜・くだもの摂取（腎障害者はカリウムを控える）
3. 適正体重の維持（BMI 25kg/m²未満）
4. 適度な有酸素運動（30分/日、または180分/週以上行う）
5. 節酒（男性：日本酒1合、ビール中瓶1本、焼酎半合弱、ウイスキー・ブランデー ダブル1杯、ワイン2杯弱、女性：その半量）
6. 禁煙（喫煙は直接、脳心血管病の発症リスクを増加させる）

▌ 脂質異常症 ▌

☑脂質異常症とは、血中の脂質の値が基準値から外れた状態を示します。脂質の異常には、LDLコレステロール（LDL-C）、HDLコレステロール（HDL-C）、中性脂肪（トリグリセリド、TG）の血中濃度の異常があり、脂質異常症診断基準に基づいて診断されます⁶⁾。

☑コレステロールはおもに肝臓で合成され、悪玉コレステロール（LDL-C）がコレステロールを全身に運び、余分なものは善玉コレステロール（HDL-C）が肝臓にもち帰るといった循環をしています（図3）。

☑血液中に増えすぎたLDL-Cは小型化し、太い動脈の血管壁にドロドロの塊をつくり、動脈硬化をもたらします。

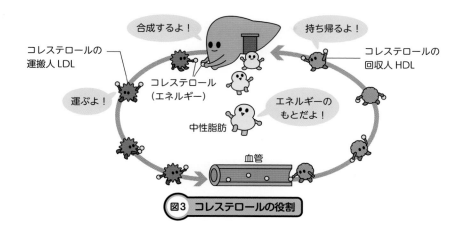

図3 コレステロールの役割

☑糖尿病の原因であるインスリン分泌低下・作用不足によって、肝臓で中性脂肪が分解されにくい状態となり、血液中に中性脂肪がたまりやすくなります。さらに中性脂肪が血中に増えることで、余分なコレステロールを回収するHDL-Cは減少しLDL-Cが増加します。

☑こうして糖尿病患者の体には中性脂肪やコレステロールが増え、脂質異常症を併発して動脈硬化が起こりやすくなります。

メタボリックシンドローム

☑内臓脂肪型肥満を基盤に、糖代謝異常、脂質代謝異常、高血圧のうち2つ以上を併せもった状態を「メタボリックシンドローム」といいます（図4）。

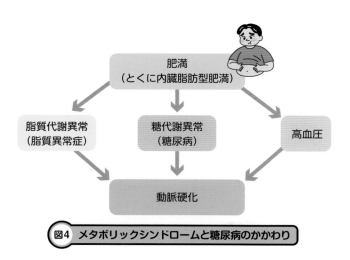

図4 メタボリックシンドロームと糖尿病のかかわり

☑個々の危険因子は軽度でも、重なると動脈硬化の進展に大きな影響を及ぼすことがあきらかになっており、軽度なうちから治療を開始することが必要です。

☑メタボリックシンドロームの診断基準を図5[7]に示します。

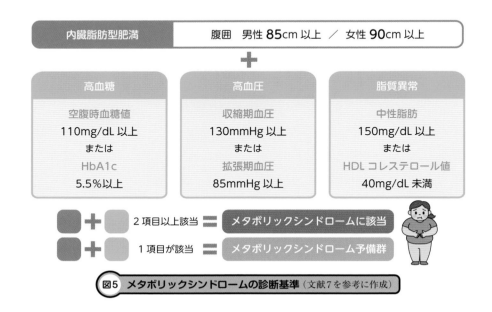

図5 メタボリックシンドロームの診断基準（文献7を参考に作成）

☑メタボリックシンドロームの改善には3％体重減を目標にします。3〜6か月で体重を3％程度減量すると、血圧、血糖値、中性脂肪、LDL-C、HDL-Cなどの数値が改善するとの報告があります。

☑減量によって「たまりやすい、けれど減りやすい」とされる内臓脂肪が減少するため、すこしの減量でも効果があると考えられます。

引用・参考文献

1) 日本肥満学会編. "肥満症の概念と診断・治療". 肥満症診療ガイドライン2022. 東京, ライフサイエンス出版, 2022, 1-3.
2) メディマグ.糖尿病. 糖尿病と肥満の関係. (https://dm.medimag.jp/column/53_1.html, 2023年12月閲覧).
3) 坂根直樹. 高血圧と糖尿病は関連がある？ 改善のためにどうしたらよい？ 糖尿病ケア. 14 (10), 2017, 931.
4) 日本高血圧学会高血圧治療ガイドライン作成委員会編. "高血圧の管理および治療の基本方針". 高血圧治療ガイドライン2019. 東京, ライフサイエンス出版, 2019, 47-63.
5) 日本高血圧学会高血圧治療ガイドライン作成委員会編. "生活習慣の修正". 前掲書4). 64-75.
6) 日本動脈硬化学会編. "動脈硬化性疾患予防のための包括的リスク評価：危険因子の評価：脂質異常症". 動脈硬化性疾患予防ガイドライン2022年版. 東京, 日本動脈硬化学会, 2022, 19-28.
7) メタボリックシンドローム診断基準検討委員会. メタボリックシンドロームの定義と診断基準. 日本内科学会雑誌. 94 (4), 2005, 794-809.

糖尿病
食事療法

1 食事療法の基本的な考えかた

●和歌山信愛女子短期大学 生活文化学科 食物栄養専攻 教授　岡井明美（おかい・あけみ）

糖尿病食は健康食

☑糖尿病食事療法の目的は「健康的な日常生活を営むのに必要な栄養素の摂取」と「糖尿病の代謝異常を是正し、合併症の発症と進展の抑制に役立てること」です。食材の選びかたや食べかたを工夫すれば、食べていけないものはありません。

☑日常の生活に必要な量を食べ、減塩をベースに、血糖値の急激な上昇が起こらないように単純糖質（砂糖や果糖）を控えめにして、質のよい脂質、たんぱく質、食物繊維をバランスよく、いつもだいたい決まった時間に摂取することを基本とした食事です。

☑食事療法と聞くと「治療食」「制限」「食べられない」などマイナスのイメージをもつ人も少なくありませんが、糖尿病の食事の基本は糖尿病をもたない人にとっても「健康維持」につながる内容です。

☑自分の適量を知っておけば、家族や友人と変わらない食事を楽しめます。

適正なエネルギー量の食事

☑過不足なくエネルギーを摂取することで、全身における良好な代謝状態を維持できます。

☑目標体重を保ちながら、日常生活を送るために必要とされる量[1]を目安とします。

☑摂取エネルギー量は図1[1]のように設定します。

栄養素のバランスのよい食事

栄養素の割合

☑エネルギー産生栄養素の比率を適正に保ち、動物性脂質や食塩の過剰摂取に注意することで、血糖値、血圧、脂質などを良好な状態に維持し、合併症の発症と進展の抑制を目指します。

☑エネルギー産生栄養素比率については、「糖尿病の予防・管理のための望ましいエネルギー

$$\begin{array}{ccccc} \text{総エネルギー摂取量} & = & \text{目標体重} & \times & \text{エネルギー係数} \\ \text{(kcal/ 日)} & & \text{(kg)} & & \text{(kcal/kg)} \end{array}$$

原則として年齢を考慮に入れた目標体重を用いる	エネルギー係数の目安
65 歳未満　［身長（m）］² × 22 前期高齢者（65 ～ 74 歳）　［身長（m）］² × 22 ～ 25 後期高齢者（75 歳以上）　［身長（m）］² × 22 ～ 25※ ※75 歳以上の後期高齢者では、現体重に基づき、フレイル、（基本的）ADL 低下、併発症、体組成、身長の短縮、摂食状況や代謝状態の評価を踏まえ、適宜判断する。	軽い労作 （大部分が坐位の静的活動） 25 ～ 30kcal/kg 目標体重 普通の労作 （坐位中心だが通勤・家事、軽い運動を含む） 30 ～ 35kcal/kg 目標体重 重い労作 （力仕事、活発な運動習慣がある） 35 ～ kcal/kg 目標体重

図1 摂取エネルギー量の設定（文献1を参考に作成）

産生栄養素比率について、これを設定する明確なエビデンスはない。患者の身体活動量、併発症の状況、年齢、嗜好性などに応じて、適宜、柔軟に対処する」[1] とされています。
☑栄養バランスのよい食事（図2）[2] を目指して、主菜、主食、副菜の役割（図3）を考慮してメニューを組み立てるとよいでしょう。

ビタミン・ミネラル・食物繊維

☑ビタミンやミネラルは代謝を円滑にし、食物繊維には食後血糖値の上昇抑制作用があります。
☑ビタミン・ミネラルの摂取量は、原則として『日本人の食事摂取基準（2020年版）』[3] を

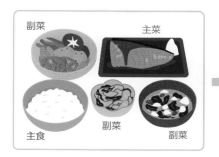

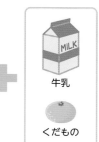

炭水化物 50 ～ 60%、たんぱく質 20% 以下、残りを脂質でとります[2]。脂質のうち、飽和脂肪酸は 7% 以下が望ましいです。毎回の食事に主食、主菜、副菜をそろえることを意識し、牛乳やくだものは 1 日のなかでとります

図2 栄養素のバランスのよい食事の整え方

第3章　糖尿病食事療法

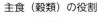
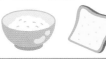

主食（穀類）の役割

おもな栄養素：炭水化物
役割：エネルギーになる

主菜（肉・魚・卵・大豆）の役割

おもな栄養素：たんぱく質、脂質
役割：筋肉をつくる、エネルギーになる

副菜（野菜・きのこ・海藻）の役割

おもな栄養素：ビタミン、ミネラル、食物繊維
役割：体の調子をととのえる

図3 主食・主菜・副菜の役割

基準とします（2024年4月1日から5年間は2025年版）。
☑食物繊維を多く摂取するように努め（1日20g以上）、野菜は1日350g以上（緑黄色野菜は120g以上）摂取することを目標とします（図4）。

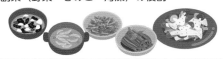

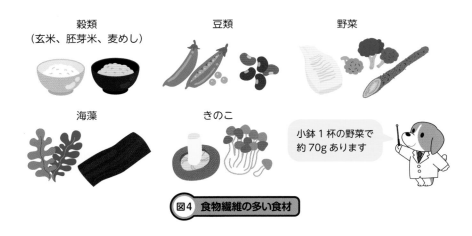

穀類
（玄米、胚芽米、麦めし）

豆類

野菜

海藻

きのこ

小鉢1杯の野菜で約70gあります

図4 食物繊維の多い食材

(**食塩**)

☑18歳以上の食塩目標摂取量は、男性7.5g/日未満、女性6.5g/日未満です。ただし、心血管疾患の抑制、高血圧合併例、ならびに顕性腎症期以降は6.0g/日未満です。

☑減塩のためには「減塩調味料を使用する」「食品の食塩量をチェックする」「調味料の使いかたを変える」などさまざまな工夫があります（97ページ図1参照）。

規則正しい食習慣

☑規則正しい食習慣を身につけることで、著しい高血糖や低血糖を是正できます。
☑1日の指示量（とくに炭水化物）を3食で均一化し、食事時間も一定の間隔にすることで食後血糖値の変動を抑制することができます。

食事療法を継続するためのコツ

☑まず患者の思いを確認し、「いちばんの関心ごと」「気がかりなこと」から取り組みます。
☑患者の検査値や食生活をみて具体性のある説明ができると、行動変容と食事療法の継続につながりやすいです。目標設定は患者とともに行いましょう。

引用・参考文献

1) 日本糖尿病学会編・著. "食事療法". 糖尿病診療ガイドライン2019. 東京, 南江堂, 2019, 31-55.
2) 日本糖尿病学会. 日本人の糖尿病の食事療法に関する日本糖尿病学会の提言：糖尿病における食事療法の現状と課題. (http://www.jds.or.jp/modules/important/index.php?content_id=40, 2023年12月閲覧).
3) 厚生労働省. 「日本人の食事摂取基準（2020年版）」策定検討会報告書. (https://www.mhlw.go.jp/stf/newpage_08517.html, 2023年12月閲覧).

第3章　糖尿病食事療法

ここにも注目！

患者・家族の思いを聞く

　患者やその家族は、たくさんの一般的な説明や資料で満腹状態です。療養指導をする前に、患者、家族の思いを確認しましょう。「話を聞いてもらうだけで前向きになれるから、ただ聞いてほしい」「たくさん資料があっても、今私にできそうなことはない。今自分が聞きたいこと、知りたいことに焦点をあててほしい」「好きなものをがまんしたくない。好きなものを食べても血糖値が上がりにくい方法はないの？」「食事をつくるのが大変だから、かんたんにできる方法や、市販の総菜の上手な利用などについて知りたい」など、さまざまな思いを聞けるはずです。

2　病態に合わせた食事療法

●公益社団法人京都保健会京都民医連中央病院 栄養課 副主任 管理栄養士／日本糖尿病療養指導士

中瀬理恵（なかせ・りえ）

2型糖尿病の食事

(基本)

☑2型糖尿病の食事療法では、朝食、昼食、夕食の3食を毎日ほぼ同じ時間に食べることと、1食のなかで主食、主菜、副菜をそろえてバランスよく食べること（図1）が基本になります。

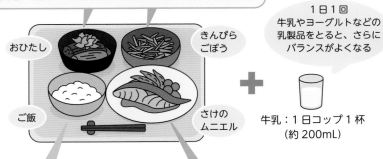

副菜（食物繊維・ビタミン・ミネラル）

・野菜、海藻、きのこ類の料理
・1食あたり1〜2品、合計100g食べることが目標
（生で両手1杯、火をとおして片手1杯が目安量）
※炭水化物を多く含むいも類やかぼちゃの料理は1日1品が目安

1日1回
牛乳やヨーグルトなどの乳製品をとると、さらにバランスがよくなる

おひたし

きんぴら
ごぼう

ご飯

さけの
ムニエル

牛乳：1日コップ1杯
（約200mL）

主食（炭水化物）

・ご飯、パン、めん類から1品
※主食を抜いたり、減らしすぎたりしないようサポートする

主菜（たんぱく質）

・肉、魚、卵、大豆製品の料理
・1食あたり1品が目安

図1 バランスのよい食事のポイント

食べかたの工夫[1]（図2）

☑野菜に多く含まれる食物繊維は食後の血糖値の上昇を緩やかにする効果があるので、野菜から食べることをすすめます。

☑満腹になるまで食べないようにするため、よくかみゆっくり食べることも大切です。

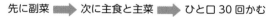
先に副菜 ➡ 次に主食と主菜 ➡ ひと口30回かむ

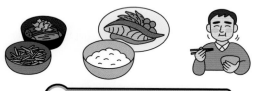

図2　血糖値を上げない食べかたの工夫

ケア・支援

☑食事療法は「制限」ではありません。家族のなかで患者だけが特別なメニューにする必要もありません。これまでの食事から多かったものを減らし、少なかったものを増やすようにアドバイスします。

☑患者や患者家族、医療者が同じ目線で「無理せずできること」を一緒に考えていきます（図3）。

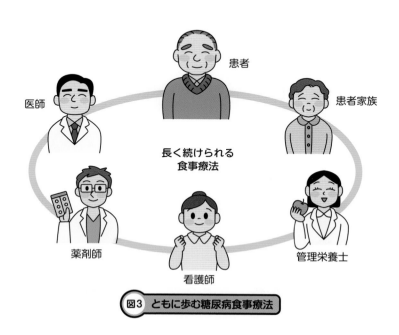

医師　患者　患者家族

長く続けられる
食事療法

薬剤師　看護師　管理栄養士

図3　ともに歩む糖尿病食事療法

第3章　糖尿病食事療法

食事療法と長く上手につき合う方法（図4）

☑砂糖を多く含む菓子類や飲みものは、血糖値が上昇しやすいため食べる回数や量を減らすことをすすめますが、「食べる楽しみ」がなくならないようにすることも大切です。

☑食べすぎた日は翌日以降で調整するなど、患者の心理的な負担をなくすようなアドバイスを心がけます。

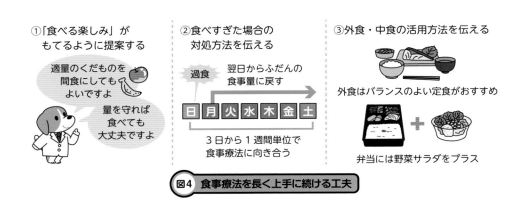

① 「食べる楽しみ」が
もてるように提案する

適量のくだものを
間食にしても
よいですよ

量を守れば
食べても
大丈夫ですよ

② 食べすぎた場合の
対処方法を伝える

過食　　翌日からふだんの
食事量に戻す

日 月 火 水 木 金 土

3日から1週間単位で
食事療法に向き合う

③ 外食・中食の活用方法を伝える

外食はバランスのよい定食がおすすめ

弁当には野菜サラダをプラス

図4　食事療法を長く上手に続ける工夫

1型糖尿病の食事

基本

☑2型糖尿病同様に1日3食を規則正しく、主食、主菜、副菜とバランスよく食べることが基本です（図5）。

☑バランスよく食べることで成長期に必要な栄養素を摂取できます。また、将来の合併症や生活習慣病（肥満、脂質異常症や高血圧など）の予防にも効果があります[2]。

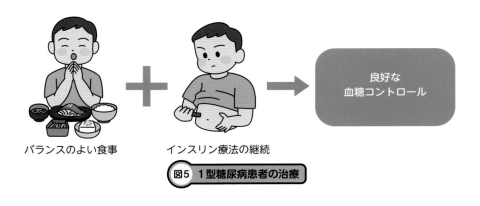

バランスのよい食事　　インスリン療法の継続

良好な
血糖コントロール

図5　1型糖尿病患者の治療

低血糖に注意すべし

☑食後の血糖値がもっとも上昇しやすい炭水化物を多く含む主食（ご飯、パン、めん類）を極端に減らしたり抜いたりすると、インスリン製剤が効くタイミングと血糖値が上昇するタイミングがずれ、低血糖を起こすおそれがあります（図6）。

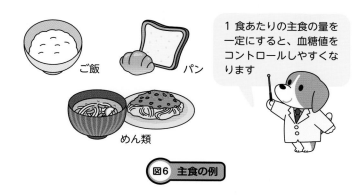

1食あたりの主食の量を一定にすると、血糖値をコントロールしやすくなります

図6 主食の例

☑運動中や運動後に低血糖を起こすこともあります。運動量が多くなったり長時間になったりする場合は、運動前・中・後に補食をして低血糖を予防します（図7）[3]。

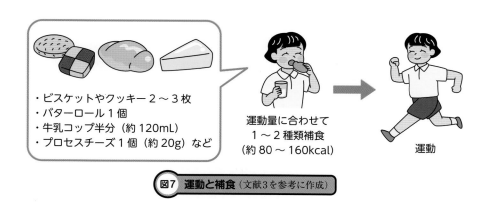

・ビスケットやクッキー2〜3枚
・バターロール1個
・牛乳コップ半分（約120mL）
・プロセスチーズ1個（約20g）など

運動量に合わせて
1〜2種類補食
（約80〜160kcal）

運動

図7 運動と補食（文献3を参考に作成）

☑低血糖を気にしすぎて補食が増えると体重増加や血糖コントロール不良をまねく可能性があるため、食べすぎには注意します[3]。

ケア・支援

☑1型糖尿病は若年層に発症することも多く、ライフステージに合わせたケアや支援が必要になります（図8）。

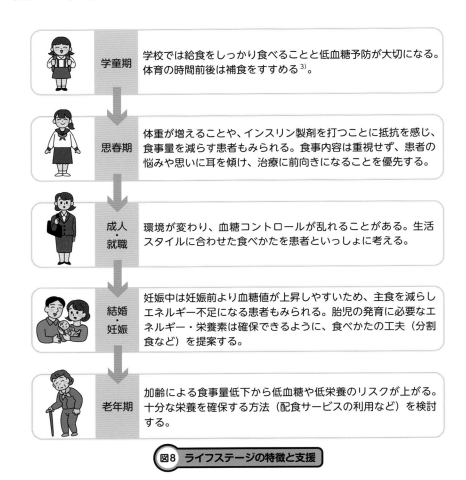

	学童期	学校では給食をしっかり食べることと低血糖予防が大切になる。体育の時間前後は補食をすすめる[3]。
	思春期	体重が増えることや、インスリン製剤を打つことに抵抗を感じ、食事量を減らす患者もみられる。食事内容は重視せず、患者の悩みや思いに耳を傾け、治療に前向きになることを優先する。
	成人・就職	環境が変わり、血糖コントロールが乱れることがある。生活スタイルに合わせた食べかたを患者といっしょに考える。
	結婚・妊娠	妊娠中は妊娠前より血糖値が上昇しやすいため、主食を減らしエネルギー不足になる患者もみられる。胎児の発育に必要なエネルギー・栄養素は確保できるように、食べかたの工夫（分割食など）を提案する。
	老年期	加齢による食事量低下から低血糖や低栄養のリスクが上がる。十分な栄養を確保する方法（配食サービスの利用など）を検討する。

図8 ライフステージの特徴と支援

引用・参考文献

1) 日本糖尿病学会編・著．"なぜ食事療法が大切なのか？"．糖尿病治療の手びき2023．改訂第58版増補．東京，南江堂，2023，64-7．

2) 丸山太郎ほか．"理想的な食事のパターンを知る"．1型糖尿病の治療マニュアル．東京，南江堂，2010，83．

3) 日本糖尿病学会編・著．"1型糖尿病はどのように治療するのか？"．前掲書1）．49-62．

4) 日本糖尿病学会編・著．"1日20単位（1600キロカロリー/炭水化物55%）の食事献立（例）"．糖尿病食事療法のための食品交換表．第7版．東京，文光堂，2013，19-25．

3 妊娠糖尿病の食事療法

●大阪公立大学医学部附属病院 看護部／糖尿病看護特定認定看護師　**江尻加奈子**（えじり・かなこ）

妊娠糖尿病と食事療法の関係

☑妊娠糖尿病は、糖尿病ではない女性が妊娠している期間だけ血糖値が高くなってしまう状態のことです。妊娠期の血糖値が高いままでは、さまざまなリスクがあります（表1）。

表1　妊婦の高血糖が胎児と妊婦に与えるリスク

胎児に起こるリスク	妊婦に起こるリスク
先天奇形 子宮内胎児発育遅延 巨大児 新生児低血糖 胎児機能不全 胎児死亡 呼吸窮迫症候群 高ビリルビン血症 低カルシウム血症	流産 早産 妊娠高血圧症候群 切迫早産 羊水過多 糖尿病合併症など

妊婦にとっても、高血糖状態が続くことは危険です

☑経口血糖降下薬は、胎盤をとおって胎児に運ばれ、胎児が低血糖を起こすおそれがあります。そのため妊娠糖尿病で使える薬は、妊婦での安全性が確認されたインスリン製剤のみです。

☑妊娠糖尿病のおもな治療は、血糖値をモニタリングしながらの食事療法です。

妊娠期にめざす目標血糖値

☑妊娠期は胎盤からつくられるホルモンの影響でインスリンが効きにくい状況です。そのなかでより厳格な血糖コントロールが要求されます（図1）。

☑妊娠糖尿病と診断された妊婦は、血糖測定が保険適用となります。適切なタイミングで測定し、測定値が目標内にあるか確認することが大切です。

妊娠期は、胎児に栄養を供給するため食前は低血糖ぎみになることが多い

空腹時（食前）：95mg/dL 未満（食事の前の数値　病院では 8 時前　12 時前　18 時前）
食後 1 時間：140mg/dL 未満
食後 2 時間：120mg/dL 未満（食事後・間食前の数値　病院では 10 時　14 時　20 時）

「食前」や「食間」という表現では血糖測定のタイミングを間違えることがあるため、具体的な時刻と測定値の記録を促します

図1　妊娠期の目標血糖値

☑血糖測定のおもなタイミングは、朝食前と朝昼夕の食後です。

妊娠期のコントロールのための食事

☑妊娠期の必要エネルギー摂取量は、妊娠前の体格と妊娠時期で算定します（表2）。

表2　妊娠期の必要エネルギー摂取量

目標体重：身長（m）× 身長（m）× 22

	妊娠前普通体格の妊婦 推定エネルギー量＋付加量	妊娠前肥満妊婦 BMI ≧ 25
妊娠初期 16 週未満	目標体重×30 ＋ 50kcal	標準体重×30 （付加量なし）
妊娠中期 16〜28 週	目標体重×30 ＋ 250kcal	
妊娠後期 28 週以降	目標体重×30 ＋ 450kcal	

妊娠期の食事は食後の高血糖を誘発せず、空腹時にエネルギー不足でケトン体産生を亢進させないよう、多すぎても、少なすぎてもいけません

☑非肥満妊婦と肥満妊婦の必要エネルギー摂取量は異なります。

妊娠期の食事の基本：分割食

☑1日3食でエネルギー（糖質）量を分割すると、3食均等な食事でも食後が妊娠期の目標より高く、食前に低血糖になりやすいため、1回分のエネルギー（糖質）量を減らし、食事

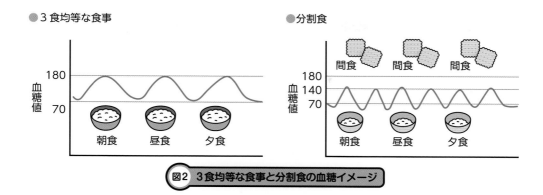

●3食均等な食事　　　　　　　　　●分割食

図2　3食均等な食事と分割食の血糖イメージ

回数を1日5〜6食に増やす「分割食」が血糖コントロールに適しています（図2）。

☑インスリン療法を行う場合、まず、朝昼夕の食事の摂取前に（超）速効型インスリン製剤を投与します（図3）。間食前は2〜3時間前に打った食前のインスリン効果が残っているため、追加の注射はしません。必要時には、1日1回持効型溶解インスリン製剤を注射することもあります。

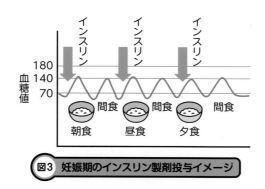

図3　妊娠期のインスリン製剤投与イメージ

妊娠糖尿病の食事に関するケア・支援

☑妊娠悪阻への配慮：嘔吐や食欲不振で栄養不足、脱水になる可能性があります。血糖変動の観察とともに水分補給が大切です。

☑エネルギー不足や栄養バランスのくずれに注意：妊娠週数がすすみ、インスリン必要量の増加により血糖値が目標値を上回ると、食事量を減らしてしまう人がいます。胎児の発育のためにはエネルギーが必要で、エネルギーの半分は炭水化物（糖質）で摂取する必要があります。高血糖にはインスリン療法開始またはインスリン増量で対処します。

プラスの知識

分割食には何を食べたらよいの？

　1回の間食は炭水化物20〜30g（エネルギー200kcal）前後を目安にします。炭水化物＋ビタミンやカルシウムがとれるもの、手軽なもの、食塩が多くないものなどをすすめましょう（図4）。

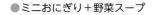
● ミニおにぎり＋野菜スープ

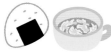

● バナナ＋ヨーグルト

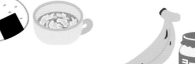

● ロールパンなどの甘くなく、
　脂質が多くないパン＋スープ

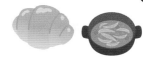

● 携帯に便利な個包装ビスケットなど
　（成分表示があり糖質20〜30g程度、食塩が多くないもの）

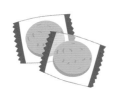

図4　分割食におすすめの間食

4 高齢患者の食事で注意する点

●伊勢赤十字病院 看護部／糖尿病看護認定看護師　**山本成実**（やまもと・なるみ）

高齢患者のケアで注目のフレイル

高齢者とフレイル

☑フレイルとは「加齢に伴う予備能力低下のため、ストレスに対する回復力が低下し、要介護状態や死亡などに陥りやすい状態」と定義され、「健康」と「要介護」の中間の状態にあたります。加齢に伴う筋力低下や倦怠感、活動量の減少などの年齢による衰え全般のことを指します（図1）[1]。

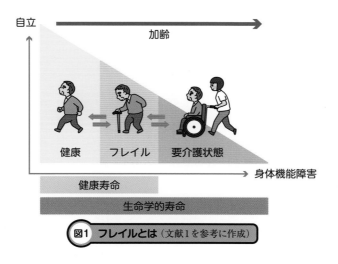

図1　フレイルとは（文献1を参考に作成）

☑高齢者の多くは健康、フレイル、要介護状態を行き来しながら徐々に要介護状態になっていきます。

糖尿病があるとフレイルになりやすい

☑フレイルの重大な原因に「低栄養状態」と「サルコペニア（筋肉量の減少に加え、筋力や

身体能力の低下がある状態）」があります。

☑糖尿病はインスリンの作用不足によって糖質代謝異常が生じ、同時に脂質やたんぱく質代謝が障害されるため、低栄養とサルコペニアの両方が起こりやすくなります。

☑それ以外にも糖尿病による高血糖、低血糖、動脈硬化による合併症、うつや過体重に伴う活動量の低下、認知機能低下などもフレイルの原因となります（図2）[1, 2]。

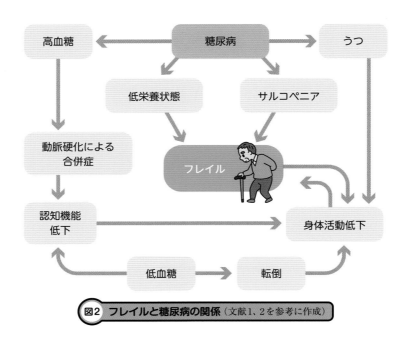

図2 フレイルと糖尿病の関係（文献1、2を参考に作成）

高齢者の食事療法のポイント

☑高齢者糖尿病の食事療法の基本は適正な総エネルギー摂取量とバランスであり、成人の食事療法と大きく変わりません。

☑加齢に伴い低栄養や低栄養のリスクがある場合はたんぱく質の摂取が重要になります。

適正なエネルギー摂取

☑適正な総エネルギー摂取量は、患者の性別、年齢、肥満度、身体活動量、病態、アドヒアランスを考慮し、図3の式で算出します。

栄養のバランス

☑毎食に主食、主菜、副菜をそろえ、食品の偏りを避けます。1日3食にすることでエネルギー量の偏りを避けることにつながり、低血糖の予防にもなります（図4）。

高齢者の総エネルギー摂取量（kcal／日）
＝目標体重（kg）[※1]×身体活動レベルと病態によるエネルギー係数（kcal/kg目標体重）[※2]

※1 「目標体重（kg）」とは：総死亡率の低いBMIと年齢に応じて算出した体重。現体重に基づき、年齢や臓器障害など代謝状態を評価しながら個別に設定する。65歳未満ではBMI 22kg/m²、65歳以上ではBMI 22〜25kg/m²になる体重が目安とされる。
※2 「身体活動レベルと病態によるエネルギー係数（kcal/kg目標体重）」とは：身体活動レベルに合わせて目標体重あたりのエネルギーの量が設定されたもの。エネルギー係数と表示されることもある。目標体重と現体重に乖離がある場合は下記を参考に柔軟に設定する。
　・軽い労作（大部分が坐位）では25〜30kcal/kg目標体重
　・普通の労作（坐位中心だが軽い運動・活動を含む）では30〜35kcal/kg目標体重
　・重い労作（力仕事、活発な運動習慣あり）では35〜kcal/kg目標体重

図3　適正な総エネルギー摂取量の求め方

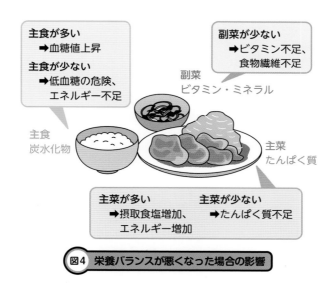

図4　栄養バランスが悪くなった場合の影響

たんぱく質摂取

☑推奨されるたんぱく質摂取量は、健康な人で1.0〜1.2g/kg目標体重／日、低栄養または低栄養のリスクがある人で1.2〜1.5g/kg目標体重／日とされています。ただし腎機能障害が進むとたんぱく制限が必要な場合もあります。
☑確実なたんぱく質の摂取のために、食べる順番を「①たんぱく質、②野菜、③糖質」とすることを提案します。

第3章　糖尿病食事療法

水分摂取（脱水予防）

☑高齢者は体内の水分量が低下し脱水を起こしやすいです。脱水は高浸透圧高血糖状態などをひき起こし、生命の危険や生活の質（QOL）の低下をまねきます。

☑一般的には食事以外で1.2L/日の水分が必要です。

☑高齢者は口渇を感じにくくなるので、こまめな水分補給を習慣化しておくとよいでしょう。

プラスの知識

フレイル予防のケアのポイント

　フレイルとは身体的な部分だけを指すのではなく、心理面や社会面も大きくかかわっています。フレイル予防には「栄養」「運動」「社会参加」の三位一体のケアがポイントになります。栄養状態の改善、運動・活動量の維持、専門医療機関の受診、社会サービスの活用、地域コミュニティへの参加など、患者の状態による組み合わせで、多職種連携での介入が必要です（図5）[1、3]。

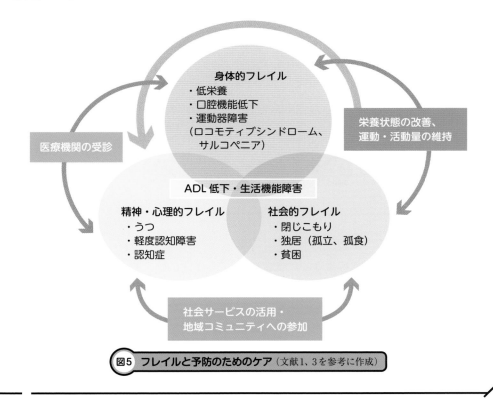

図5　フレイルと予防のためのケア（文献1、3を参考に作成）

《 食事療法を促すための工夫 》

☑現在の食事内容を聞き取り、できそうなことを具体的に伝えます。食習慣を大きく変えることはむずかしいものです。たとえば、たんぱく質の摂取を促すのであれば「朝食のトーストにチーズをのせる」「昼食に納豆1パックをつける」「夕食の刺身を2切れ増やす」など現在の食事に何をどうプラスするか、具体的に伝えましょう。

☑食べる楽しみをもてる食事を提案します。食を制限・管理されると食べる楽しみが減り、QOLが下がりやすくなります。「好物や旬の食材を取り入れる」「親しんだ郷土料理や行事食をメニューに加える」など満足感を得られる工夫も大切です。摂取量が少ない場合は医師に相談し、減塩を緩和することで食欲を増進させる試みもよいでしょう。

☑食を支えているものの一つに口腔内環境があります。歯磨きやうがいでう蝕（虫歯）と乾燥を予防し、歯の治療や入れ歯の調整で咀嚼力を保ちましょう。しっかりかむことで唾液分泌が促進され、誤嚥防止にもつながります。

☑高齢者は個人差が大きいので個別の対応が必要です。加齢の変化は個人差が大きく、日常生活動作（activities of daily living；ADL）や認知機能をはじめ、合併症や併存症の有無や程度も千差万別です。画一的な対応ではなく、しっかりと情報収集し病態をアセスメントしたうえで、その人に合わせた食事を提案しましょう。

引用・参考文献

1）厚生労働省. 高齢者の低栄養防止・重症化予防等の推進について. (https://www.mhlw.go.jp/file/05-Shingikai-10801000-Iseikyoku-Soumuka/0000135469.pdf, 2023年12月閲覧).
2）日本糖尿病学会ほか編・著. 高齢者糖尿病治療ガイド2021. 東京, 文光堂, 2021, 120p.
3）厚生労働省. 高齢者の特性を踏まえた保健事業ガイドライン第2版. (https://www.mhlw.go.jp/stf/shingi2/0000204952_00001.html, 2023年12月閲覧).
4）日本糖尿病療養指導士認定機構編. 糖尿病療養指導ガイドブック2023. 東京, メディカルレビュー社, 2023, 334p.

第3章　糖尿病食事療法

5　糖尿病性腎症の食事

●伊勢赤十字病院 看護部／糖尿病看護認定看護師　**山本成実**（やまもと・なるみ）

病期による食事の変化

☑糖尿病性腎症を重症化させないためには血糖値と血圧のマネジメントが重要です。腎症には5つの病期があり、それぞれで食事療法のポイントが変化します（表）[1、2]。

☑とくにGFR高度低下・末期腎不全期（第4期）や顕性アルブミン尿期（第3期）でeGFR 45mL/分/1.73m^{2}未満、微量アルブミン尿期（第2期）でeGFR 45mL/分/1.73m^{2}未満かつ急速な腎臓機能低下がある場合は、たんぱく質の摂取量を0.6〜0.8g/kg目標体重/日にするよう検討すべきとされています。

表　腎症の病期と食事療法（文献1、2を参考に作成）

病期	総エネルギー	たんぱく質	食塩相当量	カリウム
正常アルブミン尿期（第1期）	一般的な糖尿病食事療法と同じ	総エネルギー摂取量の20%以下	高血圧があれば6g/日未満	制限なし
微量アルブミン尿期（第2期）	たんぱく質制限がなければ一般的な糖尿病食事療法と同じ	総エネルギー摂取量の20%以下 状態に応じて0.6〜0.8g/kg目標体重/日を考慮 ※高齢者、とくにサルコペニアやフレイルがある場合でのたんぱく質制限は0.8g/kg目標体重/日を下限とするのが妥当	高血圧があれば6g/日未満	制限なし
顕性アルブミン尿期（第3期）	たんぱく質制限を行う場合は30〜35kcal/kg目標体重の十分なエネルギー確保を考慮		6g/日未満	高カリウム血症がある場合は2.0g/日未満
GFR高度低下・末期腎不全期（第4期）			6g/日未満	1.5g/日未満
腎代替療法期（第5期）	30〜35kcal/kg目標体重	0.9〜1.2g/kg目標体重/日	血液透析の場合は6g/日未満	血液透析では2.0/日未満、腹膜透析では原則制限せず

☑ただし高齢者、とくにサルコペニアやフレイルがある場合は医師と相談し、個別にたんぱく質摂取量を設定すべきとされています。

食塩・たんぱく質・カリウム摂取の注意点

血圧管理には減塩が重要

☑高血圧が続くと血管が傷んで腎症の悪化につながります。減塩は高血圧予防になり、腎症の重症化も防いでくれます。

☑食塩は知らず知らずのうちにとってしまっているので、食事内容を患者と一緒に振り返り、できそうな減塩方法を提案しましょう（図1）。

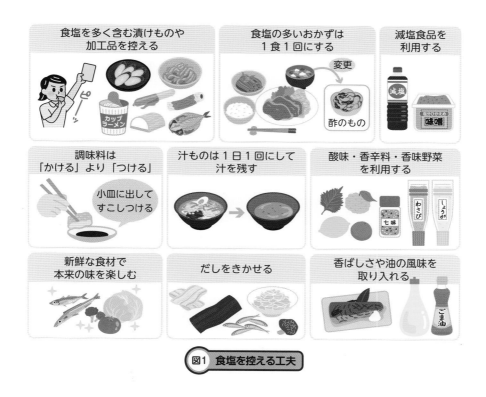

食塩を多く含む漬けものや加工品を控える

食塩の多いおかずは1食1回にする
変更

減塩食品を利用する

調味料は「かける」より「つける」
小皿に出してすこしつける

汁ものは1日1回にして汁を残す

酸味・香辛料・香味野菜を利用する

新鮮な食材で本来の味を楽しむ

だしをきかせる

香ばしさや油の風味を取り入れる

図1　食塩を控える工夫

たんぱく質をとりすぎずエネルギー量を確保

☑腎症の食事療法では、腎臓への負担を減らすためにたんぱく質をとりすぎない工夫が必要になります。

☑たんぱく質摂取量を減らすことで総エネルギー摂取量が減ってしまい、サルコペニアやフ

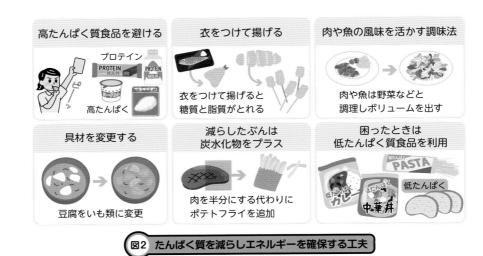

図2 たんぱく質を減らしエネルギーを確保する工夫

レイルが起こりやすくなるので、同時にエネルギー摂取量を確保する工夫も必要です（図2）。

病期が進んだらカリウムに注意

☑腎機能低下に伴ってカリウムが排泄されにくくなります。高カリウム血症は不整脈を起こし、心停止などの危険を高めます。

☑腎機能低下がある場合は採血でカリウム値を確認し、高い場合はカリウムを減らす工夫が必要になります（図3）。

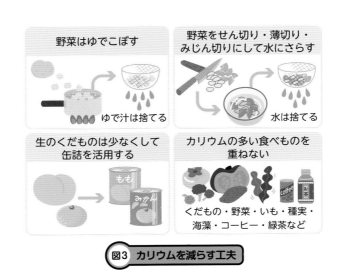

図3 カリウムを減らす工夫

引用・参考文献

1) 日本糖尿病学会編・著. 糖尿病治療ガイド2022-2023. 東京, 文光堂, 2022, 156p.
2) 日本糖尿病療養指導士認定機構編. 糖尿病療養指導ガイドブック2023. 東京, メディカルレビュー社, 2023, 334p.
3) 日本糖尿病学会編・著. 糖尿病腎症の食品交換表. 第3版. 東京, 文光堂, 2016, 148p.
4) 本田佳子. 糖尿病性腎症の栄養食事療法：微量アルブミン尿期・保存期・不全期（透析期）. 糖尿病プラクティス. 39（2）, 2022, 175-80.

プラスの知識

糖尿病性腎症の食事に関するケア・支援

　糖尿病性腎症の患者でよくみられるのが、「血糖値を上げないよう糖質を控えてしまう→腎症が進みたんぱく質も控えなければならなくなる→何を食べたらよいのかわからなくなる→腎症が重症化する・低栄養・フレイルになる」というパターンです。その場合は混乱をきたさないような伝えかたが大切になります。

　まずは本人の認識や思いを聞き、今の食事内容を確認します。血糖マネジメントのためにがんばってきたことをねぎらってから、現在の腎機能の状態をわかりやすく説明します。糖質は「血糖値を上げる悪者」ではなく、「エネルギー確保のための大切な栄養素」であることを伝え、できそうなことを一緒に考えて具体的な提案をしましょう。食事の変更はむずかしいことですが、患者の思いを受け止めながら、すこしずつ方向転換をしていくことが大切です。

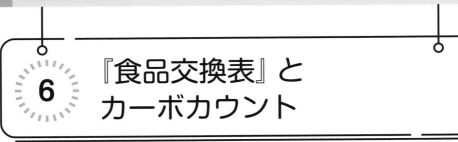

6 『食品交換表』とカーボカウント

●大阪大学医学部附属病院 看護部／糖尿病看護認定看護師　**池端美典**（いけばた・みのり）

『食品交換表』

☑ 『糖尿病食事療法のための食品交換表 第7版』（以下『食品交換表』）は、食品を、多く含まれている栄養素によって6つの食品グループと調味料に分類するものです。

☑ 食品80kcalを1単位と設定して、同じ表内の食品であれば、好みにあわせて同じ単位のほかの食品に交換が可能です（図1）[1]。

炭水化物を多く含む食品（Ⅰ群）	表1	穀物　いも　炭水化物の多い野菜と種実 豆（大豆を除く）
	表2	くだもの
たんぱく質を多く含む食品（Ⅱ群）	表3	魚介　大豆とその製品 卵　チーズ　肉
	表4	牛乳　乳製品（チーズを除く）
脂質を多く含む食品（Ⅲ群）	表5	油脂　脂質の多い種実 多脂性食品
ビタミン、ミネラルを多く含む食品（Ⅳ群）	表6	野菜（炭水化物の多い一部の野菜を除く） 海藻　きのこ　こんにゃく
調味料		みそ　みりん　砂糖など

図1 『食品交換表』の分類（文献1を参考に作成）

たとえば、表1のご飯2単位（100g）は、食パン2単位（6枚切り1枚60g）と交換できます。違う表の食品とは交換しません

☑1日の摂取エネルギー量を単位で示し、指示単位の食品を選択して献立を作成します。たとえば、指示エネルギー量が1,600kcal（炭水化物比55％）の場合は、1日20単位（1,600kcal÷80kcal）となり、表1から表6にバランスよく配分します。表1、表3、表6の指示単位は3食に均等に配分し、そのほかの表の食品は献立にあわせて分けて使用します。1日20単位の場合、朝食の表1は3単位で、ご飯であれば150gを摂取できます。

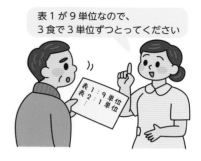

表1が9単位なので、3食で3単位ずつとってください

☑『食品交換表』を用いた食事を、ふだんの食事内容と比較することで、エネルギー摂取量や栄養素のバランスについて患者とともに考えることができます。実際に食品を計量し、ふだん使用している食器に入るおおよその目安を確認することも大切です。

⟨ カーボカウント ⟩

☑カーボカウントは、食事に含まれる糖質の量を計算して血糖値を安定させる方法です。
☑エネルギーのもととなる栄養素の炭水化物（糖質）、たんぱく質、脂質は、消化・吸収されたのちに代謝の過程で血糖値に影響を及ぼします（図2）[2]。食直後の血糖値は、おもに食事中の糖質に影響を受け、糖質量が多いほど血糖値が上昇するため、摂取エネルギー量だけではなく糖質量にも着目することが大切です。

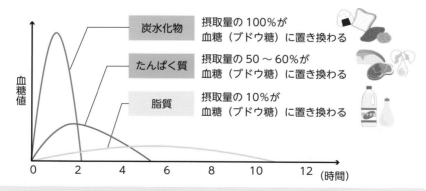

炭水化物　摂取量の100％が血糖（ブドウ糖）に置き換わる

たんぱく質　摂取量の50〜60％が血糖（ブドウ糖）に置き換わる

脂質　摂取量の10％が血糖（ブドウ糖）に置き換わる

血糖値

0　2　4　6　8　10　12　（時間）

炭水化物には糖質と食物繊維が含まれるが、ほとんどの食品中の食物繊維は少量であるため「糖質量≒炭水化物量」として考えることができる

図2　栄養素による血糖上昇のイメージ（文献2を参考に作成）

☑1日の指示エネルギー量が1,600kcal（炭水化物比55％）の場合は、1日糖質摂取量の目安は220g、1食の目安は73gです。糖質量は『食品交換表』「日本食品標準成分表」「栄養成分表示」などで把握できます。『食品交換表』に基づいた献立であれば、主食の食品を計量することで簡易的に糖質量を計算できます（図3）[2, 3]。

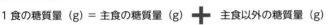

1日の糖質摂取量（炭水化物量）のめやすの計算方法
1日の指示エネルギー量（kcal）× 炭水化物の割合（％）÷ 4（kcal）＝ 1日の糖質摂取量（g）
- 炭水化物1gのエネルギーは4kcal
- 糖質量≒炭水化物量
- 1食の糖質摂取量の目安は「1日の糖質摂取量（g）÷3」で計算する

食事中の糖質の量の把握の方法
1. 『食品交換表』や「日本食品標準成分表」を使用
2. 市販の食品に掲載されている「栄養成分表示」の使用
3. 簡易計算方法

1食の糖質量（g）＝ 主食の糖質量（g）＋ 主食以外の糖質量（g）

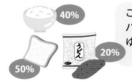

ご飯　重量の40％
パン　重量の50％
ゆでめん・いも類
　　　　重量の20％

20g
（食品交換表に基づく食事内容の場合は20gで計算できる）

ご飯150gとおかずの献立の場合は、
糖質量80g（主食150g×40％＋主食以外20g）となります

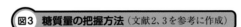

図3　糖質量の把握方法（文献2、3を参考に作成）

☑外食が多い患者や、血糖変動の大きい患者などがカーボカウントに適しています。糖質に着目する方法ではありますが、たんぱく質や脂質、そのほかの栄養素のバランスや摂取量に配慮することも大切です。

引用・参考文献

1) 日本糖尿病学会編・著. 糖尿病食事療法のための食品交換表. 第7版. 東京, 文光堂, 2013, 132p.
2) 日本糖尿病学会編・著. 医療者のためのカーボカウント指導テキスト. 東京, 文光堂, 2017, 64p.
3) 黒田暁生ほか. 食品交換表に基づく新たなカーボカウント指導法. 糖尿病. 53（6）, 2010, 391-5.
4) 日本糖尿病療養指導士認定機構編. 糖尿病療養指導ガイドブック2022. 東京, メディカルレビュー社, 2022, 324p.

第4章

糖尿病
運動療法

運動療法の基本的な考えかた

●医療法人優雅東林間かねしろ内科クリニック 糖尿病・脂質異常症・甲状腺専門外来 看護科長／
糖尿病看護特定認定看護師　**安東美瑞穂**（あんどう・みずほ）

なぜ運動療法をするの？

☑運動療法は、糖尿病治療の3本柱の一つです。

☑運動には、2型糖尿病の発症予防効果や血糖降下作用が期待できます。2型糖尿病患者に対する運動療法には、血糖コントロールや心血管疾患のリスク因子（肥満、内臓脂肪の蓄積、インスリン抵抗性、脂質異常症、高血圧症など）の改善、うつ状態や認知機能障害の改善などさまざまな効果があります（図1）[1]。

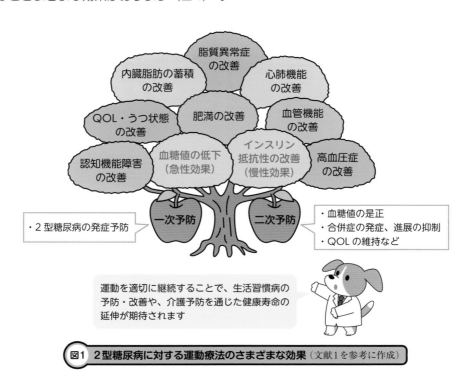

図1 **2型糖尿病に対する運動療法のさまざまな効果**（文献1を参考に作成）

☑1型糖尿病患者に対する運動療法には、長期的な血糖コントロール改善に関する一定の見解は得られていませんが、心血管疾患リスク因子を減少させ（肥満の改善、脂質代謝の改善、最大酸素摂取量の増加）、QOLを高める効果があります[1]。

急性効果と慢性効果

☑運動療法には「急性効果」と「慢性効果」があります（図2）[2~4]。

☑運動中からすぐに現れるものが「急性効果」です。運動による筋収縮により、筋細胞内でインスリン非依存性輸送をする糖輸送担体4（glucose transporter 4；GLUT4）が細胞膜上へ移行して、筋細胞へ糖を取り込みます。そして、血糖値が低下します。

☑運動の継続により現れる効果が「慢性効果」です。継続運動により、筋線維タイプの変化やミトコンドリア生成の増加、GLUT4の発現増加などの効果でインスリン抵抗性が改善されます。

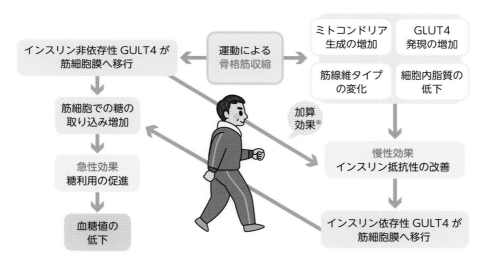

● 運動における骨格筋の収縮は、インスリン非依存性とインスリン依存性に細胞内に糖の取り込みを促進させる
● 急性効果は運動中がもっとも顕著であり、48時間程度で消失してしまうため、2日に1回以上の運動の継続が理想的
※加算効果：インスリン非依存性GLUT4により、インスリン依存性GLUT4が低下した骨格筋であってもGLUT4が促進される効果

図2 運動による骨格筋収縮の急性効果と慢性効果（文献2～4を参考に作成）

第4章　糖尿病運動療法

運動療法を制限・注意したほうがよい場合

☑ 網膜症・腎症・神経障害などの合併症や、虚血性心疾患、整形疾患などがある場合は、運動療法を行うことで、体へのリスクにつながることがあります（表）[1, 5]。患者の身体症状を把握し、運動の制限を検討することが必要です。

☑ 運動療法による合併症の発症や進展、事故やけがを防止し、安全に運動を進めていくことが重要です。

表　合併症と運動に関する考慮事項（文献1、5を参考に作成）

血糖管理が極端に悪い	● 空腹時血糖値：250mg/dL以上 ● 尿ケトン体：中等度以上陽性 　上記の状態では運動を控える
低血糖	● 薬剤（とくにインスリン製剤・インスリン分泌促進薬）の使用時は注意が必要
糖尿病網膜症	● 単純網膜症：高強度の運動は行わない ● 増殖前網膜症：眼科的治療後、安定した状態で歩行程度の運動可 ● 増殖網膜症：ADL能力維持の運動と視野の状態を考慮し安全管理が必要 　※急性期は安静を保つ
糖尿病性腎症	● 早期腎症期：原則として制限なし ● 顕性腎症期：基本的に身体活動を高める運動（疲労が蓄積しない程度） ● 腎不全期、透析期：身体機能とADLを維持するための運動
虚血性心疾患、心肺機能障害、高度の自律神経障害	● とくに無痛性心筋虚血への注意が必要
足の壊疽・潰瘍	● 足底の慢性創傷には免荷が重要
骨・関節疾患	● とくに肥満者では関節への負担に注意

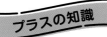

プラスの知識

腎症の運動療法

　腎症の運動療法は、以前は「制限」でしたが近年では「推奨」となりました。適度な運動による腎機能（eGFR値）の改善、たんぱく尿の減少、体力や生活の質の向上といった効果が認められ、脳・心血管疾患、心不全を減らす可能性があることがわかってきました[1]。

引用・参考文献

1) 日本糖尿病学会編・著. "運動療法". 糖尿病診療ガイドライン2019. 東京, 南江堂, 2019, 57-68.
2) Hayashi, T. et al. Exercise regulation of glucose transport in skeletal muscle. Am. J. Physiol. 273 (6), 1997, E1039-51.
3) Kawanaka, K. et al. Changes in insulin-stimulated glucose transport and GLUT-4 protein in rat skeletal muscle after training. J. Appl. Physiol (1985). 83 (6), 1997, 2043-7.
4) American Diabetes Association. 4. Lifestyle Management : Standards of Medical Care in Diabetes-2018. Diabetes Care. 41 (Suppl 1), 2018, S38-S50.
5) Colberg, SR. et al. Physical Activity/Exercise and Diabetes : A Position Statement of the American Diabetes Association. Diabetes Care. 39 (11), 2016, 2065-79.

第4章 糖尿病運動療法

プラスの知識

尿ケトン体が陽性の際は要注意

　尿ケトン体が中等度以上陽性時（SGLT2阻害薬使用以外）は、インスリン分泌の低下・作用不足のため、細胞内へ糖の取り込みができません。そのため、細胞内では飢餓状態となり、エネルギー産生（解糖系・有機系）ができなくなります。これにより、脂肪細胞でのエネルギー産生が行われ、クエン酸回路で利用できなかったアセチルCoAからケトン体が産生されます。その結果、さらなるケトーシスをまねくことになります。

2　運動の種類と強度

●医療法人優雅東林間かねしろ内科クリニック 糖尿病・脂質異常症・甲状腺専門外来 看護科長／
糖尿病看護特定認定看護師　**安東美瑞穂**（あんどう・みずほ）

運動の種類と内容

☑運動には「有酸素運動」「レジスタンス運動」「バランス運動」があります（図1）[1～3]。106ページの表を確認して実施しましょう。

有酸素運動
時間をかけて行う
持続的な運動

有酸素運動＆レジスタンス運動
水の抵抗と浮力で、運動負荷と
関節への負担が軽減される

レジスタンス運動
短時間に強い力を
発揮する運動

・頻度：3～5日以上／週
　細切れでも通算150分以上／週でも可
　2日連続で運動しない日がないように
　中強度（表）で20～60分間／回

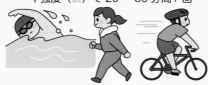

歩行、水泳、ジョギング、自転車など

水中歩行

・頻度：禁忌でなければ、連続しない日
　程で2～3日／週
　負荷を徐々に増加し、8～12回
　くり返す負荷で1～3セット

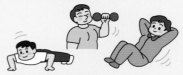

腕立て伏せ、腹筋、スクワット、
ダンベルなど

バランス運動
全身を使ってバランス保持に
必要な筋肉を保つ運動

・頻度：片足立位保持の場合、
　片足を浮かせ左右
　1分ずつ3回程度／日

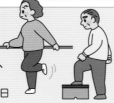

片足立位保持、
ステップ昇降、
体幹バランス運動など

どの運動も、息を止めないことが重要
息を止めてしまうと、血圧の上昇をまねき合併症が進行・進展するするおそれがある

図1　**おもな運動の種類と内容**（文献1～3を参考に作成）

☑有酸素運動は筋肉を持続的に使う運動です。筋収縮時に細胞内でエネルギーを生成する際に、酸素を利用します。表の中強度程度の運動を持続的に行うことで、細胞内に酸素を効率的に取り込み、利用することによる筋持久性や基礎持久力の向上が期待できます。

☑レジスタンス運動は、短時間に強い力で筋肉を使う運動です。筋肉に抵抗をかける動作をくり返し行うもので、継続により筋力や筋持久力の向上が期待できます。有酸素運動を組み合わせることで、血糖コントロールの改善効果が高まることも示されています[4]。

☑バランス運動は、全身を使ってバランス保持に必要な筋肉を保つ運動です。姿勢を保つためのバランス能力を維持するもので、つまずきや転倒防止に役立ち、生活能力の維持・向上に有効です。

運動の強度と目安

☑自覚的運動強度（rate of perceived exertion；RPE、表）において、「楽である」または「ややきつい」と感じる運動が中強度です。

☑運動導入時は、表の「かなり楽である」〜「楽である」程度とし、状況に応じて「ややきつい」程度の強度に増加していきます。

表　自覚的運動強度（RPE：rate of perceived exertion）（Borg Scaleをもとに作成）

RPE点数	強度の感じかた	そのほかの感覚
19	最高にきつい	体全体が苦しい
17	非常にきつい	無理、100％と差がないと感じる、若干言葉が出る、息が詰まる
15	きつい	続かない、やめたい、喉が渇く、がんばるのみ
13	ややきつい	継続できるか不安、緊張、会話が途切れる、汗が多い
11	楽である	継続できる、充実感、汗が出る
9	かなり楽である	汗が出るか出ないか、フォームが気になる
7	非常に楽である	もの足りない
6	（安静時）	

赤線で囲んだ部分が「中強度」に該当します

☑運動強度の目安に、心拍数を用いる方法もあります（図2）。

● 目標心拍数 ＝｛（220 － 年齢）－（安静時心拍数）｝× 0.4〜0.6 ＋ 安静時心拍数
　※Karvonen法にもとづく予測心拍数（220 －安静時心拍数）、運動強度を最大運動予備能の
　　40〜60％に設定

簡易的な目標心拍数（中等度の運動）は、50歳未満では100〜120拍/分、50歳以上では100拍未満/分を目安にします

図2　目標心拍数

引用・参考文献

1) 横地正裕. "運動療法の実際：運動の種類". 糖尿病の理学療法. 大平雅美ほか編. 清野裕ほか監修. 東京, メジカルビュー社, 2015, 124-30.
2) Umpierre, D. et al. Physical activity advice only or structured exercise training and association with HbA1c levels in type 2 diabetes : a systematic review and meta-analysis. JAMA. 305 (17), 2011, 1790-9.
3) 永井宏達ほか. バランストレーニング実施頻度が後期高齢者の運動機能に与える影響. 健康科学. 6, 2010, 21-7.
4) Oliveira, C. et al. Combined exercise for people with type 2 diabetes mellitus : a systematic review. Diabetes Res. Clin. Pract. 98 (2), 2012, 187-98.

プラスの知識

運動強度を把握するときの注意

　自律神経障害や心血管合併症、β遮断薬を使用している患者は、心拍数による運動強度の把握が困難となる場合があります。

3　運動療法の実際

●金沢医科大学大学院 看護学研究科／糖尿病看護特定認定看護師　**中村美津子**（なかむら・みつこ）
●金城大学大学院 総合リハビリテーション学研究科　**要明元気**（ようめい・もとき）

運動療法を行う前に確認すること

☑糖尿病は動脈硬化の原因の一つです。心血管イベント発生のリスク評価のために、糖尿病患者が運動療法を始める前にはメディカルチェックが必要です（図1）[1、2]。

基本的なスクリーニング項目
- 問診：自覚症状・既往歴・家族歴・運動歴（習慣、身体活動量など）・嗜好（喫煙・飲酒など）・服薬歴（内容・種類など）
- 診察：身長・体重・身体組成・血圧・脈拍数・整形外科的所見（骨・関節など）・下肢動脈触知の有無
- 検査：胸部X線・安静時心電図・血液検査（貧血・肝機能・腎機能・血糖コントロール・血清脂質）・尿検査

追加項目

合併症の疑い・合併症を有する場合の評価
- 網膜症に関連するもの：眼科所見
- 神経障害に関連するもの：神経伝達速度・心電図R-R間隔変動・起立性低血圧・アキレス腱反射・足部の知覚・皮膚の状態
- 大血管症に関連するもの：運動負荷試験・ホルター心電図・心臓超音波検査・頸動脈超音波検査・下腿-上腕血圧比など
- 肺機能検査
- 運動器障害に関連するもの：足関節・足趾関節の可動域・下肢の筋力・バランステスト・歩行状態の観察など

患者の身体状態や治療内容に応じた運動療法を行う

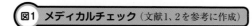
図1　メディカルチェック（文献1、2を参考に作成）

☑運動療法を行うには、病態を把握し、合併症の程度を知ることが必要です。これまでの運動習慣やライフスタイルの状況、運動を行うことへの思いを知ることは、運動療法の動機づけや継続にもつながります（図2）。

準備運動・整理運動

☑心血管疾患の発症リスクが高いのは、運動の開始時と終了時です。そのため、運動前後の

- 1日の過ごしかた
- 習慣（起床、就寝、食事、入浴など）
- 1週間ごと、1か月ごとの変化や季節によって異なること
- 職業や余暇の過ごしかたなど

患者自身が糖尿病をどのようにとらえ、治療に対して
どのような思いがあるのかを聞くことが基本です

図2　ライフスタイルの聞きとり

5分程度に準備運動と整理運動を行うことが重要です。

☑準備運動ではストレッチングや軽体操を行い（図3）、筋や関節の障害発生を予防します。血液循環を促進することで、運動に伴う急激な交感神経活性も予防できます（過剰な心負荷の軽減）。

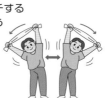

ストレッチング
- 準備運動・整理運動に有効
- 「気持ちがよい」と感じる程度の強さで15秒程度行う
- 下肢だけではなく、上肢や体幹などさまざまな筋をストレッチする
- 整理運動は、速度を落とした歩行やストレッチングなどを行う

軽体操
- 全身をゆっくり動かす体操なども準備体操として有効
- 習慣のある体操（ラジオ体操や地域の体操など）もその一つ

図3　ストレッチングと軽体操

☑運動後は徐々に安静時の血圧や心拍数に戻すことで、運動後の血圧低下や意識消失、めまいの出現を予防します。

☑運動中の事故を防止するために、体調のよい日に運動するよう伝えましょう。

糖尿病性足病変を防ぐ靴の選びかた・履きかた

☑糖尿病性足病変の外的要因に、靴内での圧迫や靴ずれがあります。運動による足病変を防ぐためにも、適切な靴を選び（図4）、正しく靴を履くよう伝えます（図5）。

●足長や足幅・足囲に合ったものを選ぶ
●中敷きにかかとを合わせ、つま先に1cm程度余裕があるか確認する
●靴を履き歩くことで、強い圧迫感や痛みがないか確認する

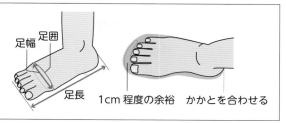

図4 靴の選びかた

①履き口を広げ、足を入れる
②かかとが靴のかかと部分に収まるよう、かかとで地面をトントンと打つ
③ひもまたは面ファスナーで足と靴を固定する

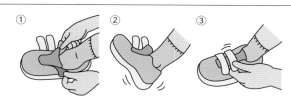

【注意点】
●靴が大きいと靴の中でくり返し足が滑り、靴ずれや胼胝につながる
●靴の中に砂や小石が入っていないか、中敷きや靴底にあきらかなすりへりがないか確認する
●末梢神経障害による足部の感覚低下がある場合は、足趾や第1・5中足骨頭などの骨が突出している部位が強く圧迫されていないかや、発赤や傷、水疱などがないかを確認する

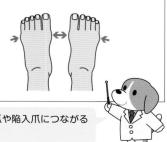

靴ずれや胼胝・鶏眼、巻き爪や陥入爪につながる可能性があります

図5 靴の履きかた

暑さ・寒さ対策

☑安全に運動療法を実施するには、季節や地域に応じた対策も重要です。寒冷や暑熱による体温調節機能の低下を防ぎ、心血管イベントのリスクに配慮しましょう（図6）。

運動時の低血糖を防ぐ

☑運動時の低血糖の要因には、患者が運動を行うタイミングや時間帯、食事摂取の有無、使用している糖尿病治療薬があげられます。
☑インスリン製剤や経口血糖降下薬（とくにスルホニル尿素［SU］薬）を使用している患者は、運動誘発性の低血糖を起こす可能性があります。薬剤の使用後、低血糖を起こしやす

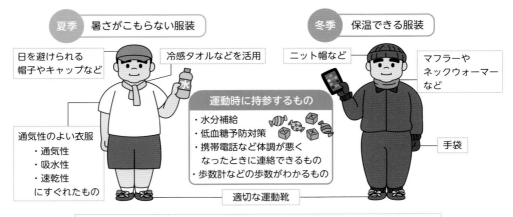

夏季　暑さがこもらない服装

日を避けられる
帽子やキャップなど

冷感タオルなどを活用

通気性のよい衣服
・通気性
・吸水性
・速乾性
にすぐれたもの

運動時に持参するもの
・水分補給
・低血糖予防対策
・携帯電話など体調が悪く
　なったときに連絡できるもの
・歩数計などの歩数がわかるもの

冬季　保温できる服装

ニット帽など

マフラーや
ネックウォーマー
など

手袋

適切な運動靴

運動する時間
・夏季：午前 11 時から午後 3 時は避け、朝や夕方の涼しい時間に行う
・冬季：暖かい時間を選び、気温の低い早朝や夕方は避ける。急激な気温差にも注意

図6　季節に合わせた運動時の服装

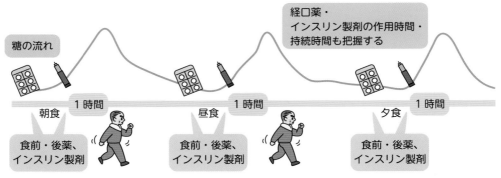

経口薬・
インスリン製剤の作用時間・
持続時間も把握する

糖の流れ

朝食　　1 時間

食前・後薬、
インスリン製剤

昼食　　1 時間

食前・後薬、
インスリン製剤

夕食　　1 時間

食前・後薬、
インスリン製剤

運動療法の実施時間は食後 1 時間が理想的だが、
運動実施時間に制限のない場合、その限りではない

●低血糖予防に必要な道具を持参する
●インスリン自己注射を行っている場合は血糖自己測定を実施する
●運動量が多い場合は、補食やインスリン製剤の減量について主治医に確認する

図7　運動の時間とタイミング（文献1、2を参考に作成）

い時間に留意します。

☑運動の効果は十数時間持続します。運動中、直後に加えてその時間帯にも注意が必要です
（図7）[1、2]。

引用・参考文献

1) 日本糖尿病学会編・著. "運動療法". 糖尿病専門医研修ガイドブック. 改訂第9版. 東京, 診断と治療社, 2023, 235-46.
2) 日本糖尿病学会編・著. "運動療法". 糖尿病治療ガイド2022-2023. 東京, 文光堂, 2022, 53-8.
3) 日本糖尿病療養指導士認定機構編. "運動療法". 糖尿病療養指導ガイドブック2023. 東京, メディカルレビュー社, 2023, 67-74.
4) 菊原伸子. "運動療法のきほん". 糖尿病看護きほんノート：治療・ケア・患者教育をらくらく理解♪ 糖尿病ケア2020年春季増刊. 肥後直子編. 大阪, メディカ出版, 2020, 69-76.
5) 相田雅司. "糖尿病". 高齢者リハビリテーション実践マニュアル. 改訂第2版. 宮越浩一編. 東京, メジカルビュー社, 2022, 112-9.
6) Tatsumi, Y. et al. Hypertension with diabetes mellitus : significance from an epidemiological perspective for Japanese. Hypertens. Res. 40 (9), 2017, 795-806.
7) 押田芳治. 「運動療法の実際」に関する文献的検討. プラクティス. 26 (3), 2009, 255-7.
8) 日本循環器学会・日本糖尿病学会合同委員会編. "Lifestyle介入：運動療法". 糖代謝異常者における循環器病の診断・予防・治療に関するコンセンサスステートメント. 日本循環器学会ほか監修. 東京, 南江堂, 2020, 26-35.
9) 日本循環器学会/日本心臓リハビリテーション学会合同ガイドライン. 2021年改訂版 心血管疾患におけるリハビリテーションに関するガイドライン. (https://www.j-circ.or.jp/cms/wp-content/uploads/2021/03/JCS2021_Makita.pdf, 2023年12月閲覧).
10) 堀健太郎ほか. 運動療法の方法論. 診断と治療. 108 (6), 2020, 699-705.
11) 瀧澤一騎. ウォーミングアップの生理学. 臨床スポーツ医学. 36 (6), 2019, 598-602.
12) 室井良太. 高齢者のためのストレッチング指導. Loco CURE. 8 (3), 2022, 267-72.
13) 日本循環器学会ほか. 心血管疾患におけるリハビリテーションに関するガイドライン (2012年改訂版)：循環器病の診断と治療に関するガイドライン (2011年度合同研究班報告). (https://www.jacr.jp/pdf/RH_JCS2012_nohara_h_2015.01.14.pdf, 2023年12月閲覧).
14) 河辺信秀. 糖尿病足病変の理学療法. MB Medical Rehabilitation. 128, 2011, 17-25.
15) 内田俊彦. 足と靴のバイオメカニクス. 関節外科. 34 (1), 2015, 88-92.
16) 長谷川正哉. 高齢者に適した靴. MB Orthopaedics. 31 (3), 2018, 23-9.
17) 橘優子. 足病変予防における靴装具の重要性. 日本義肢装具学会誌. 37 (2), 2021, 164-8.
18) 齋藤誠二ほか. 靴底の摩耗が歩行中の下肢に与える影響. 人間工学. 42 (4), 2006, 243-50.
19) 糖尿病ネットワーク. 熱中症を予防するための8ヵ条：マスク着用で熱中症リスクが上昇 マスクをはずして休憩も. (https://dm-net.co.jp/calendar/2021/035863.php, 2023年11月閲覧).

4 運動療法をする患者との かかわりかた

●金沢医科大学大学院 看護学研究科／糖尿病看護特定認定看護師　**中村美津子**（なかむら・みつこ）
●金城大学大学院 総合リハビリテーション学研究科　**要明元気**（ようめい・もとき）

運動療法を継続してもらうために（図1）[1~3]

☑運動療法の重要性を患者に伝える際は、患者自身にとってのメリットとデメリットも伝える必要があります。そのうえで患者が達成可能な目標や継続できる内容をともに考えましょう。

☑患者ごとの運動の好みや傾向、課題などをふまえ、楽しみながら運動療法を行えるような提案をします。患者の「自分ならできる」という気持ちをサポートし、目標が達成できたときは、努力を認め評価します。

☑セルフモニタリングをすることで、患者が自分の体と向き合うことができます。習慣化し、運動療法の効果について評価する際に活用しましょう（血圧測定・体重測定・体組成計・血糖自己測定・歩数計など）

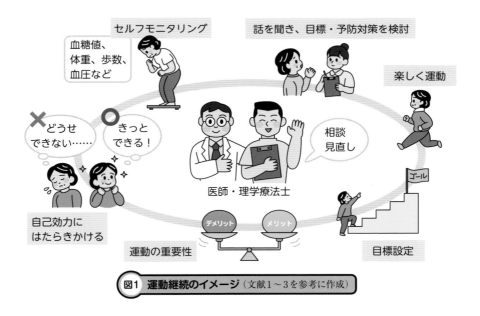

図1 **運動継続のイメージ**（文献1~3を参考に作成）

☑医師や理学療法士と情報共有しながら、患者の病期や合併症の程度によって運動療法の内容を見直します。

☑運動療法の目標を達成できなかったときは、患者の思いを聴き、その要因をともに考え、次の目標や予防策を検討します。

活動量を増やすことが大切だと伝えよう

☑運動が苦手な患者や、運動を実施したいけれど運動のできる条件が整わない患者など、それぞれの状況に応じてサポートすることが重要です。

☑まず、患者の日常生活のなかで活動量を増やすことが可能かを探ります。日常生活でのエネルギー消費（非運動性熱産生）量は、家事や買いもの、姿勢の保持、外出時の移動、趣味の時間などでも増やすことができます。患者の1日の活動を聞きとり、活動量を増やす工夫を提案しましょう（図2）。

時間の有効活用	合併症があってもできること
【運動時間がない】 ・エスカレーター利用→階段へ変更 ・決まった時間ごとに立ち上がる工夫 ・歩数計による歩数の管理で意識づけ	【安全に効果的な運動を】 ・合併症の程度を把握 ・運動制限について医師に確認 ・体の症状にあわせて活動量を増やす
【高度肥満】 ・かんたんな体操など負担にならないことから始める ・寝たままストレッチ ・日常生活のなかで活動量を増やす ・ツールの活用（スマホアプリなど）	【高齢者のフレイル予防】 ・閉じこもりがちにならない ・運動をとおして交流をひろげる ・地域活動への参加を活発にし認知機能低下を予防

ストレッチや座ったままできるエクササイズ

無理なく、こつこつ実施することが継続につながります

図2 活動量を増やす工夫

☑摂取エネルギーと消費エネルギーのバランスを見直すことが生活改善につながることを理解してもらうことも大切です。

第4章 糖尿病運動療法

高齢者の運動療法 （図3）[1、4]

☑高齢者は、加齢による筋力低下、筋肉量の低下、サルコペニアをきたしやすいのが特徴です。高齢者糖尿病では、基本的な日常生活動作（activities of daily living；ADL）や手段的ADLが低下しやすいです。

☑高齢患者は、事前のメディカルチェック時に転倒リスク評価や栄養状態の評価も行います。運動中の転倒予防のために、これまでの転倒歴の把握も重要です。

☑個々の病態や身体状況に応じた運動を行います。また高齢者は低血糖を自覚しにくいため、低血糖リスクがある薬剤を使用している場合や運動中はとくに低血糖に注意します。

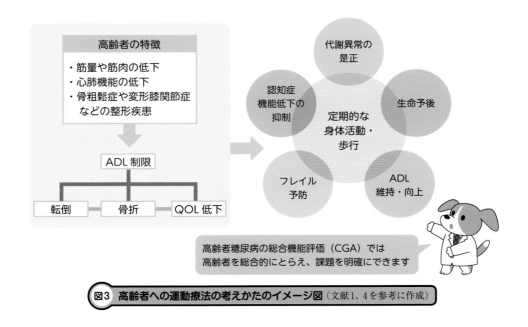

図3 高齢者への運動療法の考えかたのイメージ図（文献1、4を参考に作成）

整形外科的な疾患をもつ患者の運動療法

☑患者に骨・関節疾患がある場合は、運動の開始や継続が困難になる可能性があるため、整形外科医や理学療法士と連携し、無理なく行える運動（種類・時間・強度・頻度）から開始します。

☑歩行やジョギングで下肢の関節などに痛みがある場合は、杖や歩行器の使用を検討し、関節に負担がかかりにくい自転車（エルゴメータを含む）や水泳（水中ウォーキングを含む）など、それぞれにあわせた運動をします（図4）[5]。

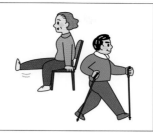

図4 関節に優しい運動の例（文献5を参考に作成）

- いすでの運動
- 杖歩行（歩行器など）
- ノルディックウォーキング
- 軽体操（太極拳など）
- エルゴメータ
- サイクリング
- 水中ウォーキング
- 水泳

☑患者の転倒歴を把握し、運動中の転倒に十分注意し、予防・対策をします。

☑運動中に疼痛やしびれなどの出現や増強はないか、無理をしていないかを観察し、患者自身にもセルフモニタリングを行うよう伝えます。疼痛の原因を把握し、医師や理学療法士と相談し、運動プログラムを見直すことも大切です。

引用・参考文献

1) 日本糖尿病学会編・著. "運動療法". 糖尿病専門医研修ガイドブック. 改訂第9版. 東京, 診断と治療社, 2023, 235-46.

2) 日本糖尿病学会編・著. "運動療法". 糖尿病治療ガイド2022-2023. 東京, 文光堂, 2022, 53-8.

3) 安酸史子. 糖尿病患者のセルフマネジメント教育：エンパワメントと自己効力. 改訂3版. 大阪, メディカ出版, 2021, 200p.

4) 日本老年医学会ほか編. "高齢者糖尿病の運動療法". 高齢者糖尿病診療ガイドライン2023. 東京, 南江堂, 2023, 127-50.

5) 日本理学療法士協会. 理学療法ハンドブック：変形性膝関節症. (https://www.japanpt.or.jp/about_pt/therapy/tools/handbook/, 2023年12月閲覧).

6) 日本糖尿病療養指導士認定機構編. "運動療法". 糖尿病療養指導ガイドブック2023. 東京, メディカルレビュー社, 2023, 67-74.

7) 菊原伸子. "運動療法のきほん". 糖尿病看護きほんノート：治療・ケア・患者教育をらくらく理解♪ 糖尿病ケア2020年春季増刊. 肥後直子編. 大阪, メディカ出版, 2020, 69-76.

8) 特集：糖尿病患者の活動量を増やす方法, 教えます！ 糖尿病ケアプラス. 20 (5), 2023, 601-62.

9) 日本糖尿病学会ほか編. "高齢者糖尿病の運動療法". 高齢者糖尿病治療ガイド2021. 東京, 文光堂, 2021, 49-53.

10) 日本糖尿病療養指導士認定機構編. "運動療法". 糖尿病療養指導ガイドブック2020. 東京, メディカルレビュー社, 2020, 64-71.

11) Colberg, SR. et al. Physical Activity/Exercise and Diabetes : A Position Statement of the American Diabetes Association. Diabetes Care. 39 (11), 2016, 2065-79.

12) 日本循環器学会・日本糖尿病学会合同委員会編. "Lifestyle介入：運動療法". 糖代謝異常者における循環器病の診断・予防・治療に関するコンセンサスステートメント. 日本循環器学会ほか監修. 東京, 南江堂, 2020, 26-35.

13) 勝木達夫. 患者アドヒアランスをいかに高め, 維持するか. 心臓. 44 (3), 2012, 286-90.

14) 日本糖尿病学会編・著. "運動療法". 糖尿病専門医研修ガイドブック. 改訂第6版. 東京, 診断と治療社, 2014, 201-10.

第4章　糖尿病運動療法

memo

第 5 章

糖尿病
薬物療法

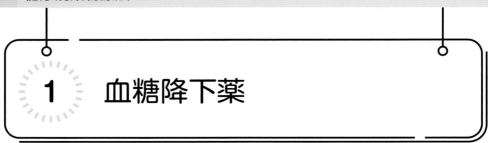

1　血糖降下薬

● 社会医療法人愛仁会高槻病院 糖尿病看護特定認定看護師　**山下みどり**（やました・みどり）

血糖降下薬の基本

☑血糖降下薬は、おもに2型糖尿病患者が使用しますが、一部の薬剤は1型糖尿病患者も使用できます。作用機序や特徴はそれぞれ違います。

☑看護師は、患者が服薬できているか確認するだけではなく、処方された内容からそれぞれの病態を理解することが重要です。薬物療法を継続するうえで問題が生じたときには、患者個々の日常生活動作（activities of daily living；ADL）や社会的背景に沿った支援につなげていくことが求められます。

経口薬 [1]

ビグアナイド薬

▶作用する場所

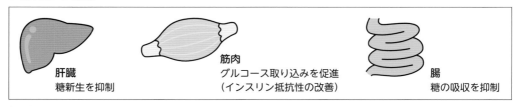

肝臓　糖新生を抑制　　筋肉　グルコース取り込みを促進（インスリン抵抗性の改善）　　腸　糖の吸収を抑制

▶特徴

☑体重増加をきたさないため、肥満を伴った2型糖尿病患者によい適応です。非肥満の患者でも、インスリン抵抗性が関与している場合によく使用されます。

☑単剤使用では低血糖の頻度は少ないといわれています。

▶作用機序

☑おもに肝臓で作用し、糖新生の抑制を行います。糖新生とはアミノ酸、乳酸、グリセロールからグルコースをつくるしくみです（図1）。

☑肝臓での糖新生抑制や消化管からの糖吸収抑制、骨格筋や脂肪組織での糖の取り込み亢進、

筋肉でのインスリン感受性を高めることで血糖値を下げます。

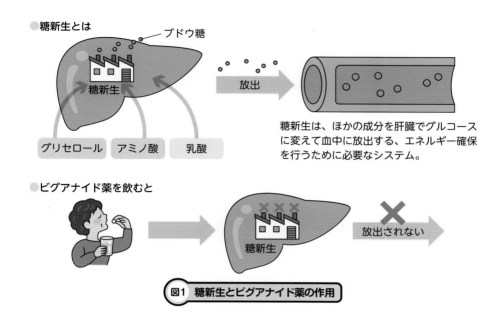

●糖新生とは
ブドウ糖
糖新生
グリセロール　アミノ酸　乳酸

糖新生は、ほかの成分を肝臓でグルコースに変えて血中に放出する、エネルギー確保を行うために必要なシステム。

放出

●ビグアナイド薬を飲むと
糖新生
放出されない

図1　糖新生とビグアナイド薬の作用

▶**使用時の注意点**

☑経口摂取が困難な患者、全身状態が悪い患者、透析療法中の患者を含むeGFR 30mL/分/1.73m^2未満の重度の腎機能障害、肝機能障害、重症心不全、呼吸機能障害がある患者では使用禁忌です。

☑腎機能の程度に合わせ、1日最高投与量の目安が設定されています（eGFRが45以上60未満で1,500mg、30以上45未満で750mg）。

☑原則として高齢者への投与は推奨されていません。

☑重篤な副作用に「乳酸アシドーシス」があり、脱水やシックデイ、手術の前後に発生が多く認められます。過度のアルコール摂取も、肝臓での乳酸の代謝を低下させて脱水をきたしやすくなるため発生リスクを高めます。

☑以前は、ヨード造影剤を使用する検査のときには、検査日を挟んだ前後48時間の服薬中止が必要でした。しかし現在は、「中等度腎機能障害（eGFR 30〜60）の患者ではヨード造影剤投与後48時間は服薬を再開せず、腎機能の悪化が懸念される場合はeGFRを測定して腎機能を評価した後に再開する」[2]とされています。検査前の制限については、施設の休薬ルールを確認しましょう。

☑そのほかの副作用として、下痢や腹痛・悪心・嘔吐などの腹部症状があげられます。初期投与時や増量したときに症状が発生することが多いため、処方が変わった際には、症状が出ていないか患者に確認しましょう。

☑長期使用の患者でビタミンB₁₂の吸収不良を起こすことがあるため、食事指導時に注意が必要です。

☑患者の飲酒量や栄養状態を事前に確認し、利尿薬や利尿作用を有する薬剤（SGLT阻害薬など）を併用している場合は、脱水予防のために水分を補給するように説明します。1日の飲水量を主治医に確認しておくことも必要です。

☑シックデイ時には休薬します。全身麻酔で行われる施術前後も休薬が望ましいです。

チアゾリジン薬

▶作用する場所

脂肪細胞
肥大化した細胞を減らし、小型細胞を増やす

肝臓
糖新生を抑制

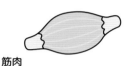
筋肉
グルコース取り込みを促進

▶特徴

☑インスリン抵抗性を改善して血糖値を下げる薬です。インスリン抵抗性が強い、インスリン分泌能が比較的保たれている2型糖尿病患者が適応です。

☑単剤使用では、低血糖の頻度が低いといわれています。

☑小型脂肪細胞から分泌されるインスリン抵抗性を改善する物質は、肝臓からのブドウ糖放出の抑制と筋肉へのブドウ糖の取り込みを促進させる作用もあります。

▶作用機序

☑膵臓からインスリンが分泌されていても、その効果がない状態を「インスリン抵抗性」といいます。インスリン抵抗性の原因に大きく関係しているのが脂肪です。

☑脂肪細胞には、インスリン抵抗性を起こす物質を分泌する「肥大化脂肪細胞」と、インスリン抵抗性を改善する物質を分泌する「小型脂肪細胞」があります。チアゾリジン薬には、肥大化脂肪細胞を減少させ、小型脂肪細胞を増やす作用があります（図2）[3]。

▶使用時の注意点

☑現在市販されているのはピオグリタゾン（アクトス®）のみです。

☑副作用として心不全の増悪、下肢や顔面の浮腫、体重増加が報告されています。ピオグリタゾンは尿細管での水の再吸収を促進する効果があるので、体内の水分量が増加し浮腫が出現することがあり、顔や下肢の浮腫はとくに女性に多くみられます。女性においては骨折の頻度が高くなることも報告されています[3]。

☑心不全の既往がある人は心肥大や心不全のリスクが高まります。重篤な腎障害や肝障害があると使用できません。高齢者や閉経後の女性も注意が必要です。

☑長期投与が体重増加を助長すると報告されているため、食事・運動療法の継続が重要です。

☑膀胱がんの発生リスクをわずかに高めたという報告がありますが、否定的な報告もありま

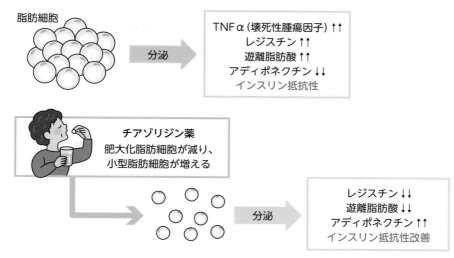

脂肪細胞

分泌 →

TNFα（壊死性腫瘍因子）↑↑
レジスチン↑↑
遊離脂肪酸↑↑
アディポネクチン↓↓
インスリン抵抗性

チアゾリジン薬
肥大化脂肪細胞が減り、
小型脂肪細胞が増える

分泌 →

レジスチン↓↓
遊離脂肪酸↓↓
アディポネクチン↑↑
インスリン抵抗性改善

アディポネクチンは小型脂肪細胞から分泌され、血管の補修や糖・脂肪の代謝に関与し、
糖尿病だけでなく動脈硬化やメタボリックシンドローム予防に関与する成分

図2 チアゾリジン薬のおもな作用機序と脂肪細胞から分泌される物質（文献3を参考に作成）

す[4]。膀胱がんの治療中には使用を避け、膀胱がんの既往歴がある患者には、十分に説明
して慎重に投与する必要があります。

☑動脈硬化とメタボリックシンドロームの予防、中性脂肪の減少にもエビデンスが認められ
ています。

☑血尿や頻尿、排尿時痛などの症状が認められたときはすぐに受診してもらいます。

スルホニル尿素（SU）薬

▶**作用する場所**

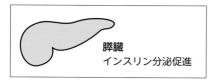

膵臓
インスリン分泌促進

▶**特徴**

☑インスリン分泌が比較的保たれ、肥満のない2型糖尿病患者が適応です。食後血糖値だけ
ではなく空腹時血糖値が高い場合もよい適応です。

☑血糖降下作用が強く、作用時間も長いため、服薬後はかならず食事を摂取するように伝え
ます。

☑下痢や嘔吐などの胃腸障害があったり、食事摂取量が不安定な患者は低血糖のリスクが高

くなります。シックデイルールやシックデイ時の休薬について事前に説明しましょう。

☑長期投与で、薬の効果がなくなる「二次無効」になることがあります。生活背景に問題がないのに血糖値が高くなっている場合は、二次無効の可能性を考えます。

▶作用機序[3]

☑おもな作用は、膵臓β細胞からのインスリン分泌促進です（図3）。

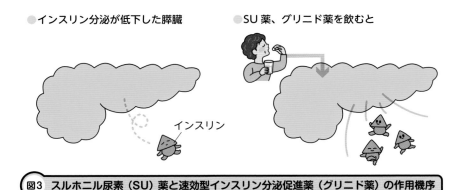

●インスリン分泌が低下した膵臓　　　●SU薬、グリニド薬を飲むと

インスリン

図3　スルホニル尿素（SU）薬と速効型インスリン分泌促進薬（グリニド薬）の作用機序

☑糖は膵β細胞にある糖輸送体のGLUT2から取り込まれ、細胞内で代謝されてアデノシン三リン酸（ATP）を産生します。細胞内にATPが増えるとカリウムチャンネル（K_{ATP}チャンネル）が閉じられ、カリウムイオン（K^+）の移動量が減ることで脱分極が起こり、細胞膜内外の電位依存性カルシウムチャンネルが開きます。そこからカルシウムイオン（Ca^{2+}）が細胞内に取り込まれ、Ca^{2+}濃度が増えた刺激でインスリンが分泌されます。

☑SU薬はK_{ATP}チャンネルの一部を構成するSU受容体に持続的に結合し、ATPとは無関係にK_{ATP}チャンネルを閉じてしまうことでインスリン分泌を促進し、血糖値を下げる作用があります。

▶使用上の注意点

☑もっとも多い副作用は低血糖です。肝・腎障害がある患者や高齢患者は、薬剤の排泄能力が低下しているために遷延性の低血糖をきたす可能性があります。

☑SU薬は血糖依存性で作用せず、血糖値が低くてもインスリン分泌を促進してしまうため、食事量が不十分だと低血糖を起こしやすくなります。作用時間が長いため、HbA1cが高くても夜間から早朝にかけて低血糖をきたすリスクがあります。低血糖時の症状や対応についてしっかりと説明しておく必要があります。

☑体重増加をきたしやすいので、食事療法や運動療法の継続も重要です。

☑そのほかの副作用に肝機能障害や溶血性貧血、血小板減少症などがあります。症状出現時は服薬を中止します。

速効型インスリン分泌促進薬（グリニド薬）

▶ **作用する場所**

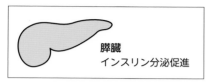

膵臓
インスリン分泌促進

▶ **特徴**

☑ SU薬と同様に、膵β細胞からインスリン分泌を促します。SU薬と比較して、服用後のインスリン分泌促進が速やかで、作用時間が短い（3～4時間）ことが特徴で、SU薬よりも生理的なインスリン分泌パターンに近づけることができます。

☑ インスリン分泌能は保たれていますが、食後のインスリン分泌のタイミングが遅く食後血糖値の高い患者に適しています。SU薬使用による食後低血糖のリスクが高い患者へも選択できます。

☑ 空腹時血糖値を下げる効果は期待できず、SU薬との併用はできません。

☑ 食前30分に服用すると、食事開始前に作用が出現して低血糖を起こす可能性があります。ナテグリニドとレパグリニドは食事を始める10分前以内、ミチグリニドは食事を始める5分前以内に飲みます。

▶ **作用機序**

☑ 構造式は異なりますが、SU薬と同じようにSU受容体に結合し、インスリン分泌を促進します（図3）。

▶ **使用上の注意点**

☑ 食事を抜いたときや食べられないときは服用しません。食事量が通常の3分の2程度までは指示量を服用します。少ないとき（3分の2以下）は、指示量の半量を服用します。3分の1以下なら食後の低血糖を防ぐために服用しないほうが安全です。

☑ 食後に飲み忘れに気づいたときは服用をスキップし、次の食事のときに1回分の量を服用します（2回分の服用は禁止）。

☑ 患者には、飲み忘れたときや食事量が少ないときの対応について事前に説明しておきます。

プラスの知識

毎食直前の服薬を忘れがちな患者には……

　「薬を食卓の目につきやすいところに置いておく」「家族に声をかけてもらうなど、確認の協力を仰ぐ」「携帯電話や時計のアラーム機能を使用する」など、食前に飲み忘れない工夫を患者と一緒に考えてみましょう。

第5章　糖尿病薬物療法

イメグリミン

▶ **作用する場所**

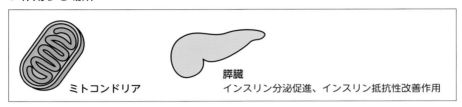

ミトコンドリア

膵臓
インスリン分泌促進、インスリン抵抗性改善作用

▶ **特徴**

☑ 2型糖尿病で、食事療法や運動療法を行っても効果が不十分な患者が適応です。

☑ 構造の一部がビグアナイド薬と似ていて、インスリン抵抗性の改善作用もあります。

▶ **作用機序**

☑ 血糖依存的（血糖値が高いとき）にインスリン分泌を促す膵作用と、肝臓・骨格筋での糖代謝を改善する膵外作用（糖新生抑制、糖取り込み能改善）により、血糖降下作用を発揮します。ミトコンドリアへの作用を介すると想定されています（図4）[5]。

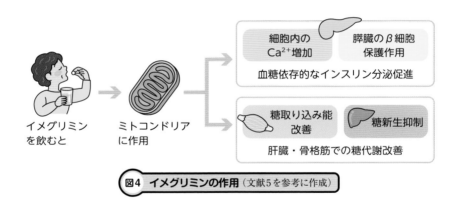

細胞内の
Ca^{2+}増加

膵臓のβ細胞
保護作用

血糖依存的なインスリン分泌促進

糖取り込み能
改善

糖新生抑制

肝臓・骨格筋での糖代謝改善

イメグリミン
を飲むと

ミトコンドリア
に作用

図4 イメグリミンの作用（文献5を参考に作成）

▶ **使用上の注意点**

☑ 副作用に悪心や下痢、便秘など腹部症状があり、とくに服用初期に多く発現します。

☑ 薬剤の血中濃度が上昇する可能性があるため、腎機能障害（eGFR45未満）のある患者への投与は推奨されていません。中等度以上の肝機能障害がある患者も慎重投与です。

☑ ビグアナイド薬と併用すると、消化器症状が多く出現する可能性があります[6]。

☑ 腎機能が保たれた高齢者にも使用可能ですが、錠剤のサイズがほかの薬剤と比べてすこし大きいため、嚥下機能が弱いと服薬しづらい可能性があります。

☑ インスリン製剤、SU薬またはグリニド薬と併用する場合、低血糖のリスクが増加するおそれがあるため、減量を検討します。

DPP-4阻害薬

▶**作用する場所**

小腸
GLP-1 と GIP の分解抑制

▶**特徴**

☑血糖依存的にインスリン分泌を促進し、グルカゴン分泌を抑制します。

☑単剤投与では低血糖の可能性が少なく、体重増加もしにくいです。

☑食事摂取の影響を受けないため食前・食後どちらでも服用でき、1日1回、1日2回、週に1回服用するものがあります。薬価も異なるため、患者の生活に合わせて飲みやすいものを選びましょう。

☑腎機能障害があると排泄が遅延し、血中濃度が上昇するおそれがあるため、投与量の減量が必要です。

☑ビルダグリプチンは重度の肝機能障害患者には投与禁忌、心不全既往のある患者には一部慎重投与です。

▶**作用機序**

☑小腸を食物が通過するとき、栄養素の刺激により小腸粘膜に局在する細胞からインクレチンというホルモンが分泌されます。インクレチンはグルカゴン様ペプチド-1（glucagon-like peptide-1；GLP-1）とグルコース依存性インスリン分泌刺激ポリペプチド（glucose-dependent insulinotropic polypeptide；GIP）の2種類です。

☑インクレチンは膵β細胞からインスリン分泌を促進するはたらきがありますが、ジペプチジルペプチダーゼ4（dipeptidyl-peptidase 4；DPP-4）というたんぱく質にすみやかに分解され、作用が消えてしまいます。DPP-4阻害薬はインクレチンの分解を阻止し、インクレチンの作用を維持させます（図5）。

▶**使用上の注意点**

☑膵β細胞からのインスリン分泌に間接的に作用するため、SU薬やグリニド薬、インスリン製剤との併用で低血糖のリスクが上がります[7]。

☑頻度は少ないですが、消化管蠕動低下をきたし腸閉塞を発症した例が報告されています。嘔気や嘔吐、腹部膨満感や腹痛など消化器症状が出現したときは、服用をいったん中止します。

☑重大な副作用として急性膵炎、水疱性類天疱瘡や間質性肺炎などがあります。初期症状が認められた場合はすぐに受診が必要です。

●DPP-4 の作用

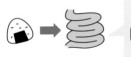 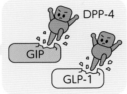

小腸上部の K 細胞から GIP、
小腸下部の L 細胞から GLP-1 が分泌されるが、
通常は DPP-4 にすぐ分解されてしまう

●DPP-4 阻害薬を飲むと

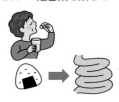 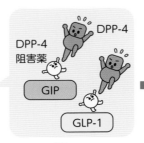

血糖依存的にインスリン分泌促進、
グルカゴン分泌の抑制

図5 DPP-4阻害薬の作用

α-グルコシダーゼ阻害薬（α-GI）

▶作用する場所

小腸
ブドウ糖の消化・吸収を遅延させ、
食後高血糖を抑制

▶特徴

☑食前血糖値は安定しているが、食後高血糖が是正されない患者がよい適応です。1型糖尿病患者にも使用できます。

☑食物と混在することで効果を発揮するので、かならず食事直前に服用します。

☑単剤での使用では低血糖の発症リスクが低いです。他剤併用時に低血糖が出現したときの対処方法としては、二糖類であるショ糖（砂糖）の摂取では血糖値の回復が緩徐になるので、かならずブドウ糖（もしくはブドウ糖含有食品）を摂取します。

☑インスリン分泌能やインスリン抵抗性とは別の作用機序で食後高血糖を改善するため、他剤と併用しやすいです。

▶作用機序

☑食事に含まれる炭水化物は、唾液や膵液に含まれるアミラーゼという酵素により、多糖類（でんぷんなど）から二糖類（ショ糖や麦芽糖など）に分解されます。二糖類は小腸の上皮細胞に存在するα-グルコシダーゼにより、単糖類（ブドウ糖や果糖など）に分解され、腸

から吸収されます。

☑α-GIは、α-グルコシダーゼのはたらきを阻害し、食後の糖質の消化・吸収をゆるやかにして食後高血糖のピークを低下させます（図6）。

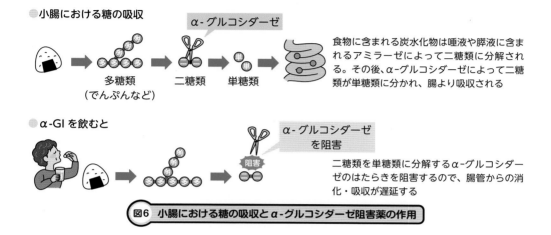

●小腸における糖の吸収

α-グルコシダーゼ

多糖類
（でんぷんなど）　二糖類　単糖類

食物に含まれる炭水化物は唾液や膵液に含まれるアミラーゼによって二糖類に分解される。その後、α-グルコシダーゼによって二糖類が単糖類に分かれ、腸より吸収される

●α-GIを飲むと

α-グルコシダーゼ
を阻害

阻害

二糖類を単糖類に分解するα-グルコシダーゼのはたらきを阻害するので、腸管からの消化・吸収が遅延する

図6　小腸における糖の吸収とα-グルコシダーゼ阻害薬の作用

▶使用上の注意点

☑原則として食事に合わせて1日3回、食直前に服用します。食後に飲み忘れに気づいたら、次の食直前に1回分を服用します。食事中に思い出した場合はすぐに服用します。ミグリトールは、食事開始30分後までに服用すれば、食事前とほぼ同様の血糖改善効果を得られたという報告があります[8]。

☑糖質の吸収を緩徐にするだけで、吸収量が低下するわけではありません。最終的には、摂取した糖質が全量腸から吸収されるため、食事療法の継続も必要です。

☑未吸収の糖質が大腸まで到達するため、副作用として腹部膨満感や放屁の増加、下痢や便秘などの腹部症状がみられます。ただし、ミグリトールは小腸の下部で吸収されて効果が弱まるため、これらの副作用が少ないです。

☑アカルボースには重篤な肝障害例の報告があるので、定期的に肝機能検査を行います。

☑高齢者や腹部の手術歴がある人は腸閉塞のおそれがあるので、腹部症状を十分に観察し、症状出現時は投与を中止します。

☑体調不良などで食事摂取ができないときや、腹部症状出現時は服用を中止します。服用中止になる症状と受診の目安などシックデイルールについて患者に説明しましょう。

SGLT2阻害薬

▶**作用する場所**

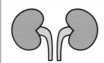

腎臓
近位尿細管でのブドウ糖再吸収を阻害し、
尿中にブドウ糖を排泄

▶**特徴**

☑余分な糖分を尿中に排泄させて血糖値を下げます。

☑血糖値が高いときだけ作用するため、単独使用では低血糖は起こりづらいといわれています。1日のブドウ糖排泄量は30〜70g程度です。

☑ブドウ糖排泄促進作用による浸透圧利尿作用で、頻尿や多尿がみられることがあります。

☑インスリン分泌能に依存せずに血糖値を下げるため、単独投与では低血糖のリスクは低いとされており、インスリン分泌能の回復やインスリン抵抗性の改善も期待できます。

☑体重減少、血圧低下、脂質改善の効果があり、腎機能が低下した患者（eGFR 30未満、透析患者は除く）でも認められています。

☑多面的な効果として表の作用や、心・腎保護効果が期待されています[9]。

表　SGLT2阻害薬の多面的な効果

- ヘマトクリット値3％程度増加
- 循環血漿量7％程度減少
- エネルギー産生効率が上昇
- 組織内のNa^+含有量の減少による心保護効果
- 収縮期、拡張期血圧の低下（改善）など

▶**作用機序**

☑血液は腎臓の糸球体で濾過されて原尿になります。原尿に含まれるブドウ糖は近位尿細管で血液中に再吸収されます。再吸収に関与するのがナトリウム-グルコース共輸送体1（sodium-dependent glucose transporter 1；SGLT1）とSGLT2です（SGLT2が90％、SGLT1が10％の再吸収に関与）。

☑SGLT2の作用を阻害することで尿細管からのブドウ糖の再吸収を阻害し、尿糖としてブドウ糖を体外に排泄することで血糖値を低下させます（図7）。

▶**使用上の注意点**

☑1〜3kg前後の体重減少がみられることがあり、高齢者はサルコペニアを助長する可能性があるため慎重投与となります。

☑血糖値が安定するまで（1週間程度）は、脱水や脳梗塞などを防ぐためにもいつもより多

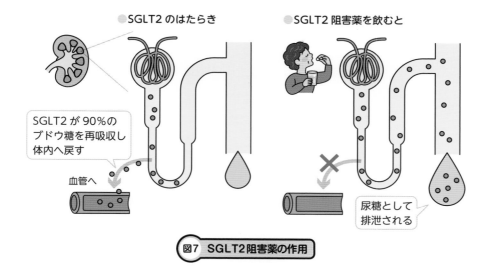

● SGLT2 のはたらき

● SGLT2 阻害薬を飲むと

SGLT2 が 90%の
ブドウ糖を再吸収し
体内へ戻す

血管へ

尿糖として
排泄される

図7 SGLT2阻害薬の作用

めの水分摂取が必要です。

☑気温が高い時期や高齢者、利尿薬併用患者はとくに脱水に注意します。服薬前より1日300 ～500mLほど多く水分をとることや、高齢者の場合はのどが渇いていなくてもこまめに 水分をとるよう指導します。

☑高齢者、腎機能障害のある患者、利尿薬併用患者は、糖尿病性ケトアシドーシスや高浸透 高血糖状態、血栓や塞栓の発症リスクが上がるため脳梗塞などの発現に注意します。

☑尿糖を排泄するために、尿路感染症やカンジダなどの陰部感染症が起こりやすくなります。 陰部を清潔に保ち、排尿を我慢しないことを指導し、排尿時痛や陰部掻痒感などの自覚症 状があるときは主治医に相談するよう伝えます。これらの症状は、とくに女性で多いとさ れています。羞恥心もあり自分から言いづらい可能性があるため注意します。

☑シックデイにはかならず休薬します。体液量変化が起こりやすいため、手術予定時も3日 前から休薬します。

☑有意差は証明されていませんが、リスクの一つに下肢切断があげられます。下肢切断の既 往がある人や末梢血管疾患患者ではリスクが高まる可能性があるため[10]、足の観察やフッ トケアの指導も重要です。

☑血圧低下作用があるため、起立性低血圧からめまいを誘発し転倒することで外傷性骨折が 生じやすくなる可能性もあります。骨粗鬆症や骨折の既往がある場合は注意します。

☑腎保護効果があるとされる一方で、投与開始1か月以内に急性腎障害（acute kidney injury；AKI）を発症するリスクがあると報告されています。とくに利尿薬や非ステロイ ド性抗炎症薬（NSAIDs）、降圧薬の併用時に注意します。

☑尿路感染をきっかけに発症するフルニエ壊疽とSGLT2阻害薬との関連は明確になってい ませんが、因果関係は否定できていません[10]。

GLP-1受容体作動薬

▶**作用する場所**

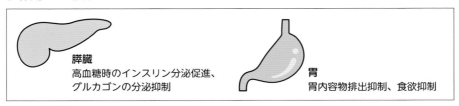

膵臓
高血糖時のインスリン分泌促進、
グルカゴンの分泌抑制

胃
胃内容物排出抑制、食欲抑制

▶**特徴** [3, 7]

☐注射薬（1日1～2回もしくは週に1回）と経口薬（1日1回、朝食30分前）があります。

☐血糖値が高いときにインスリン分泌を促進し、食後血糖値と空腹時血糖値の両方を下げます。胃内容物排出抑制、食欲抑制作用などの作用も認められ、食欲抑制作用の効果で体重が減少し、インスリン抵抗性の改善も期待できます。

☐血糖依存的に作用するので、単独使用では低血糖発現リスクは低いといわれています。

☐食事療法や運動療法では効果が不十分な2型糖尿病患者がよい適応です。

☐ほかの血糖降下薬やインスリン製剤との併用が可能です。持効型溶解インスリン製剤が配合された注射薬もあります。

☐経口薬は、正しく作用するための服用ルールがあるので、事前に十分な説明が必要です。

☐下痢や便秘、嘔気などの消化器症状が投与初期に認められます。発現リスクを下げるために、使用量が変更できる製剤は最小量より投与し、患者の状態に合わせて徐々に増量することが可能です。

▶**作用機序**

☐小腸の下部から分泌されるGLP-1は、通常はDPP-4にすぐ分解されます。GLP-1の受容体を活性化させ、血糖値が高いときだけインスリン分泌を促進する薬剤です（図8）。

▶**使用上の注意点**

☐注射や服用の方法に違いがあるため、個々の患者の生活に応じた処方になっているか確認します。

☐経口薬のセマグルチドは、起床時など空腹時に120mL以下（コップ半量程度）の水（お茶や服薬ゼリーは不可）で服用し、吸収率に支障をきたさないように服用後30分は飲食や他剤服用を避ける必要があります[11]。

☐経口セマグルチドは吸湿性が高く、湿気や光に弱いため、切り離して保管せず、服用直前にPTPシートから取り出します[11]。

配合薬

▶**特徴**

☐ 「チアゾリジン薬＋ビグアナイド薬」「チアゾリジン薬＋SU薬」「DPP-4阻害薬＋チアゾ

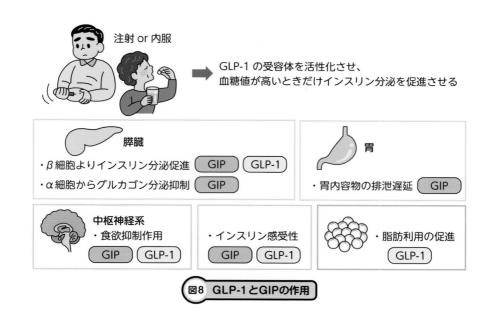

注射 or 内服

GLP-1 の受容体を活性化させ、血糖値が高いときだけインスリン分泌を促進させる

膵臓
・β細胞よりインスリン分泌促進 〔GIP〕 〔GLP-1〕
・α細胞からグルカゴン分泌抑制 〔GIP〕

胃
・胃内容物の排泄遅延 〔GIP〕

中枢神経系
・食欲抑制作用
〔GIP〕〔GLP-1〕

・インスリン感受性
〔GIP〕〔GLP-1〕

・脂肪利用の促進
〔GLP-1〕

図8 GLP-1とGIPの作用

リジン薬」「グリニド薬＋α-GI」などさまざまな種類があります。

☑服用する薬剤の種類や錠数が減るので管理がしやすくなり、服薬アドヒアランスの向上につながります。

☑薬価が低下するので、経済的な負担の減少も図れます。

☑薬の増量に抵抗がある、飲み忘れがあるといった患者にも適しています。

☑患者の服薬状況を確認し、薬の量が多い・飲み忘れが多い場合は配合薬への変更を主治医に相談してみましょう。患者に応じた支援ができるよう、ふだんから患者の生活状況について把握しておくことも大事です。

▶使用上の注意点

☑配合されているもとの薬剤の注意点に準じますが、配合薬で副作用が出現した場合は原因がわかりづらいことがあります。

☑ビグアナイド薬やSGLT2阻害薬が配合されている場合は、造影剤検査および手術前の休薬はそれぞれのルールに従います。

☑シックデイ時には、ビグアナイド薬やSGLT2阻害薬、α-GIが配合されている薬剤は全面的に中止します。

☑事前に各薬剤の作用と副作用、シックデイ時の休薬の有無について患者へ説明しておきましょう。

引用・参考文献

1) 日本糖尿病学会編・著. 糖尿病治療ガイド2022-2023. 東京, 文光堂, 2022, 156p.

2) 日本糖尿病協会. メトホルミンの適正使用に関するRecommendation.（https://www.nittokyo.or.jp/modules/information/index.php?content_id=23, 2023年10月閲覧）.

3) 日本糖尿病療養指導士認定機構編. 糖尿病療養指導ガイドブック2023. 東京, メディカルレビュー社, 2023, 334p.

4) アクトス®錠・アクトス®OD錠医薬品インタビューフォーム. 2022年8月改訂（第17版）.

5) Sumitomo Pharma. ツイミーグ：作用機序.（https://sumitomo-pharma.jp/information/twymeeg/useful/about/about03.html, 2023年12月閲覧）.

6) ツイミーグ®錠医薬品インタビューフォーム. 2022年10月改訂（第8版）.

7) 日本糖尿病学会.「インクレチン（GLP-1受容体作動薬とDPP-4阻害薬）の適正使用に関する委員会」から.（http://www.jds.or.jp/uploads/files/recommendation/incretin.pdf, 2023年10月閲覧）.

8) Aoki, K. et al. Administration of miglitol until 30 min after the start of a meal is effective in type 2 diabetic patients. Diabetes Res. Clin. Pract. 78（1）, 2007, 30-3.

9) 原島伸一ほか. SGLT2阻害薬のツボを押さえる. Rp.＋レシピプラス. 19（2）, 2020, 41-62.

10) 日本糖尿病学会. 糖尿病治療におけるSGLT2阻害薬の適正使用に関するRecommendation.（http://www.jds.or.jp/uploads/files/recommendation/SGLT2.pdf, 2023年10月閲覧）.

11) リベルサス®錠医薬品インタビューフォーム. 2021年9月改訂（第4版）.

2　インスリン製剤

●社会医療法人愛仁会高槻病院 糖尿病看護特定認定看護師　**山下みどり**（やました・みどり）

インスリンの分泌

☑インスリンは膵臓のランゲルハンス島に存在するβ細胞から分泌されます。ランゲルハンス島は膵体尾部に多くみられ、β細胞のほかにα細胞、δ細胞などがあり、表1の物質を分泌しています。血糖値を下げる作用があるのはインスリンだけです。

表1　ランゲルハンス島から分泌される物質

	分泌物質	はたらき
α細胞	グルカゴン	血糖値を上げる
β細胞	インスリン	血糖値を下げる
δ細胞	ソマトスタチン	インスリンやグルカゴンなどの分泌を抑制する

☑インスリンの分泌は、食事や臓器による糖の放出（糖新生）と取り込みの状態によってコントロールされます。

☑非糖尿病者では、インスリンの基礎分泌で食間や夜間の血糖値が正常域に保たれています。食後に血糖値が上昇すると、それに応じてインスリンが分泌され（追加分泌）、血糖値はすみやかに正常域へ戻ります（図1）。

インスリン療法の概要

☑インスリン療法には絶対的適応と相対的適応があります。絶対的適応は、血糖コントロールのためにインスリン療法以外の手段がない状態で、相対的適応は血糖コントロールの手段としてインスリン製剤を用いる状態です（図2）[1]。

☑糖尿病患者のインスリン分泌動態の程度は患者ごとにさまざまです。インスリン分泌動態に加え、ライフスタイルに応じたインスリン製剤の選択、自己注射の時間や回数および血

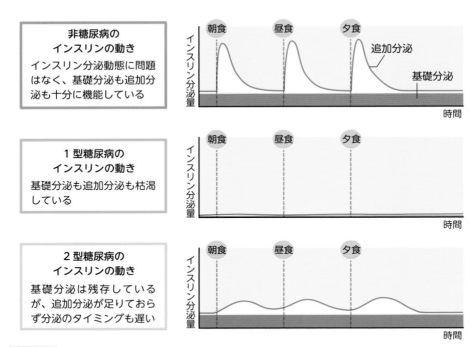

非糖尿病の インスリンの動き インスリン分泌動態に問題はなく、基礎分泌も追加分泌も十分に機能している	
1型糖尿病の インスリンの動き 基礎分泌も追加分泌も枯渇している	
2型糖尿病の インスリンの動き 基礎分泌は残存しているが、追加分泌が足りておらず分泌のタイミングも遅い	

基礎分泌：食事に関係なく血糖値を一定に保つため、膵臓からすこしずつ分泌されているインスリン

追加分泌：食後の血糖上昇に応じて、短時間に一気に分泌されるインスリン

図1 インスリン分泌動態

糖推移に応じた細（こま）やかな単位数の調整が重要です。

☑経口血糖降下薬と基礎インスリン療法を併用して血糖コントロールを行う治療法がBOT療法（basal supported oral therapy）、インスリン注射を1日に複数回行い、基礎インスリン分泌と追加インスリン分泌の両方を補う治療法が強化インスリン療法です。

☑ペン型インスリン注入器による自己注射、持続皮下インスリン注入療法（continuous subcutaneous insulin infusion；CSII）が代表的ですが、高カロリー輸液の使用時に、静脈内投与として使用されることもあります。

☑静脈内投与では基本的に速効型インスリン製剤が使用されますが、超速効型インスリン製剤のフィアスプ®は、医師の管理下で静脈注射として使用可能です[2]。

絶対的適応	①インスリン依存状態 　1型糖尿病：緩徐進行性1型糖尿病も含まれる 　膵臓疾患によるインスリン分泌の枯渇：膵臓全摘術後、膵炎など 　重症代謝失調時：糖尿病性ケトアシドーシス、高浸透圧高血糖状態 ②食事摂取困難時、絶食時：高カロリー輸液などの使用時にインスリン製剤で 　血糖コントロールを行う ③重症感染症時：高血糖に至り、糖尿病ケトアシドーシスや高浸透圧高血糖状 　態のひき金になることがある ④周術期：多くの経口糖尿病薬が使用禁忌 ⑤妊娠時：インスリン製剤以外の糖尿病薬が原則禁止
相対的適応	①食事療法、運動療法、インスリン製剤以外の糖尿病薬を用いても十分な血糖 　コントロールができない場合 ②糖毒性解除目的※

※糖毒性：過度の高血糖で血糖コントロールがむずかしくなっている状態。高血糖によりインスリン抵抗性
　が増し、膵臓のインスリン分泌能が可逆的に低下していると考えられる

●インスリン製剤の血中濃度推移

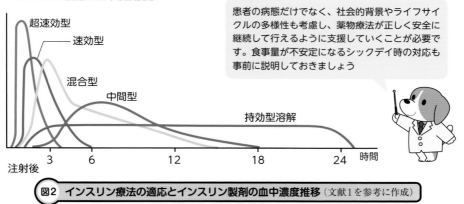

患者の病態だけでなく、社会的背景やライフサイクルの多様性も考慮し、薬物療法が正しく安全に継続して行えるように支援していくことが必要です。食事量が不安定になるシックデイ時の対応も事前に説明しておきましょう

図2　インスリン療法の適応とインスリン製剤の血中濃度推移（文献1を参考に作成）

インスリン製剤の種類と特徴

超速効型インスリン製剤

☑すみやかに吸収されて約1時間で最大作用時間に達し、5時間以内に効果が消失します。食直前に注射し、食後の高血糖を抑える目的で使用されます。

☑ルムジェブ®やフィアスプ®は、よりすみやかな作用発現と消失が特徴です。食事開始2分前〜食事開始後20分までに投与可能で、健常人の生理的なインスリン動態を、より正確に模倣できるようになりました[3、4]。

速効型インスリン製剤

☑以前は追加分泌の補充として使用されていました。皮下注後、効果が発現するまでに30分程度かかるため、食事開始30分前に注射する必要があります。

☑作用持続時間が超速効型インスリン製剤よりも長いため、より低血糖に注意が必要です。

☑超速効型インスリン製剤の登場後は、追加分泌の補充目的での使用は少なくなりました。点滴内に混注して静脈内投与を行う際に用いられます。

中間型インスリン製剤

☑効果発現まで約2時間かかり、18時間以上作用が持続します。以前は基礎インスリンの代わりに使用されていましたが、持効型溶解インスリン製剤の登場後は、基礎インスリンの補充目的としての使用は少なくなりました。

☑24時間以上は効果が持続しないことも多く、注射して4時間前後に作用のピークが来るので、空腹時に低血糖を起こすリスクがあります。

☑混濁製剤なので、使用前には十分な懸濁が必要です。

持効型溶解インスリン製剤（持効型インスリン）

☑皮下注射後1～2時間程度で効果が発現し、24時間以上作用が持続します。中間型にみられた作用のピークがなく、基礎インスリンの補充目的で使用しやすい製剤です。

☑1日1回注射が多いですが、1型糖尿病患者では1日2回に分けて打つ場合もあります。

混合型インスリン製剤

☑基礎分泌と追加分泌を同時に補充します。

☑以前は、中間型と速効型がそれぞれの割合で混合されている製剤が多かったですが、現在は超速効型と中間型の混合製剤が多くみられます。

ここにも注目！

混濁製剤の懸濁

中間型インスリン製剤および中間型インスリン製剤が入っている混合製剤は、注射をする前に懸濁が必要です。使用時は、手のひらでペン型注射器を10回以上ゆっくり転がしたあと、注射器に入っているガラス玉が端から端まで動くように、気泡が立たないように注意しながら上下に10回以上振って、しっかり白濁するように混和させます。

☑超速効型と持効溶解型の混合製剤はライゾデグ®配合注のみです。

☑持効型溶解インスリン製剤とGLP-1受容体作動薬の混合製剤もあります（表2）[1,5]。

表2 配合薬の種類（注射薬）（文献1、5を参考に作成）

薬の種類	商品名
インスリンデグルデク（遺伝子組み換え） ＋ リラグルチド（遺伝子組み換え）	ゾルトファイ®配合注フレックスタッチ®
インスリングラルギン（遺伝子組み換え） ＋ リキシセナチド	ソリクア®配合注ソロスター®

引用・参考文献

1) 弘世貴久編. 改訂版 糖尿病薬・インスリン治療 基本と使い分けUpdate：新しい薬剤・デバイス・エビデンスも理解し，ベストな血糖管理を！ レジデントノート増刊. 東京，羊土社，2020，250p.
2) フィアスプ®注100単位/mL添付文書. 2023年7月改訂（第3版）.
3) フィアスプ®注フレックスタッチ®，フィアスプ®注ペンフィル®添付文書. 2023年7月改訂（第3版）.
4) ルムジェブ®注カート，ルムジェブ®注ミリオペン®，ルムジェブ®注ミリオペン®HD添付文書. 2022年12月改訂（第5版）.
5) 日本糖尿病学会編・著. "血糖降下薬一覧表". 糖尿病治療ガイド2022-2023. 東京，文光堂，2022，140-3.
6) ゾルトファイ®配合注フレックスタッチ®添付文書. 2023年11月改訂（第5版）.
7) ヒューマリン®3/7注カート，ヒューマリン®3/7注ミリオペン®添付文書. 2021年1月改訂（第1版）.
8) ノボリン®30R注フレックスペン®，イノレット®30R注添付文書. 2023年11月改訂（第2版）.

第5章　糖尿病薬物療法

プラスの知識

インスリン製剤名の覚えかたは？

　インスリン製剤の製品名は種類も多く覚えづらいですが、「調剤名＋剤型名（インスリンが入っている容器の名前）」となっています。それぞれの識別色も決まっており、誤使用防止の目的でラベルや本体の一部に識別色を使っています。

3 血糖モニターとインスリンポンプ

●兵庫医科大学病院 看護部／糖尿病看護特定認定看護師　窪岡由佑子（くぼおか・ゆうこ）

血糖モニタリング

☑血糖モニタリングとは、血糖値を測定するメーターを使って、皮膚を穿刺して採取した血液や一定期間皮下に装着したセンサーで、血糖（グルコース）値を測定し観察することです。

☑糖尿病合併症は症状が出にくいため、治療が困難なほど悪化してから発見されることがあります。そうなってしまわないよう、血糖値をもとに食事療法、運動療法、薬物療法をどのようにすすめるか、患者と医療者で考え、血糖コントロールをしていきます。

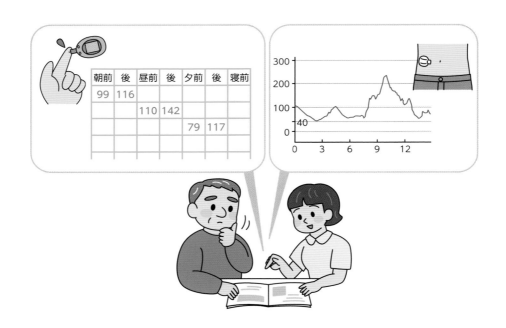

血糖自己測定（SMBG）

☑血糖自己測定（self-monitoring [management] of blood glucose；SMBG）とは、簡易血糖測定器などを用いて患者が自分自身で血糖測定を行うことです。

☑血糖自己測定が保険適用となるのは、血糖値を下げる注射を用いた治療を行っている場合や妊娠糖尿病の患者です。なお、保険適用外であっても自費で血糖自己測定器を購入し、測定することが可能です。

☑測定するタイミング（図1）は、病態や生活状況などから得たい情報によって患者と医療者がいっしょに決めていきます。

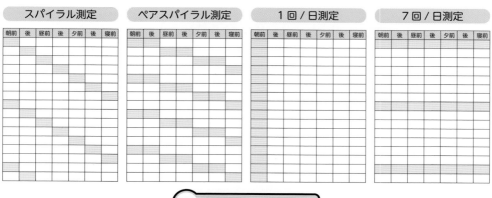

図1 測定するタイミングの例

グルコースモニタリング（CGM・FGM）（図2）

☑持続血糖モニター（continuous glucose monitoring；CGM）では、皮下組織に穿刺し留置したセンサーで皮下の間質液中のグルコース（ブドウ糖）濃度を連続して測定し、血糖の推移をモニターします。血液中のグルコース濃度（血糖値）とは異なることに注意が必要です。

☑リアルタイムCGMとは、機器に常時グルコース濃度が表示され、患者自身がリアルタイムの体内グルコース濃度をモニターできるものです。

☑プロフェッショナルCGMとは、センサーを一定期間体内に留置し、抜去したのちに医療者が記録されたデータを解析するものです。

☑フラッシュグルコースモニタリング（flash glucose monitoring；FGM）では、CGMと同じくセンサーを皮下組織に穿刺し、留置します。センサーにリーダーをかざすと、そのときの皮下の間質液中のグルコース濃度が測定、表示されます。

第5章　糖尿病薬物療法

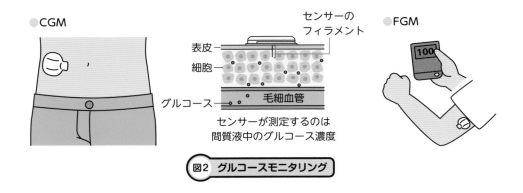

図2　グルコースモニタリング

インスリンポンプ療法（CSII・SAP）（図3）

☑持続皮下インスリン注入療法（continuous subcutaneous insulin infusion；CSII）とは、インスリンポンプを用いて持続的にインスリン製剤を皮下注入し、血糖をコントロールする治療方法です。

☑SAP（sensor augmented pump）とは、リアルタイムCGMを用いながら行うインスリンポンプ療法です。

☑インスリンポンプ療法にはメリットとデメリットがあり、患者へ十分な説明をしたうえで、病態や生活背景、価値観などをもとに導入を検討することが大切です。

☑インスリンポンプ療法のメリットは、頻回注射に比べて生理的なインスリン分泌に近づけることが可能な点です。毎回針を刺さずにボタン操作のみでインスリン注入ができるうえ、低血糖が減少するなど血糖コントロールが改善する可能性があります。

☑インスリンポンプ療法のデメリットは、つねに機械を体に装着していなければならない点です。また、チューブ閉塞や機械の故障といったポンプトラブルが起こる可能性がありますし、医療費も高額になります。

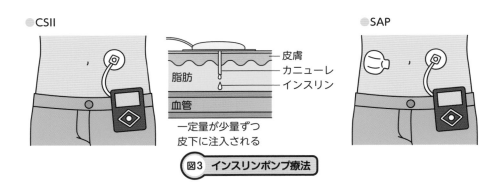

図3　インスリンポンプ療法

4 薬物療法の注意点

●兵庫医科大学病院 看護部／糖尿病看護特定認定看護師　**窪岡由佑子**（くぼおか・ゆうこ）

血糖パターンマネジメント

☑血糖パターンマネジメントとは、血糖値をモニタリングすることで食事、活動、薬剤、生活背景などの影響をふり返り、血糖コントロールを包括的に管理することです。

☑血糖値の変化や推移とその要因をふり返り、気づきをもとに血糖値が安定するように行動を変更することで、血糖コントロールにつなげる効果があります（図）。

朝前	後	昼前	後	夕前	後	寝前
99	116					
		110	142			
				79	117	
				118		
183	205		251	237		
		109	176			
				85	182	
						159
110	116					
		80	141			
						116
				67	126	
123	139		152			

夕食前に
下がりやすい
原因は？

1日中高血糖が
続いた原因は？

低血糖の
原因は？

血糖推移の関連要因（薬の飲み忘れ、インスリン注射の打ち忘れ、外食、食事内容、間食、活動、体調の変化、ストレス、イベント、体重の増減、月経周期など）を時間、日、週、月単位で患者とともにふり返り、これからの行動計画のヒントにしていきます

図 血糖推移の関連要因の例

薬物療法に関する患者とのかかわり方

☑患者には、薬物療法を困難にするさまざまな理由があります。

☑たとえば、「自覚症状に乏しいため、治療に取り組む動機づけにつながりにくい」「自己注射など、自分で注射することへの陰性感情を抱きやすい」「治療費が高くなるなどの経済的理由」「周囲の人に糖尿病であることを知られたくない」などをよく聞きます。

☑糖尿病にとっての薬物療法は、治癒を目指すものではなく、合併症の予防と進展を最小限にして生活の質（QOL）を維持することを目指しています。治療の目的を共有し、薬物療法に対する困難感の理由に寄り添いながら、解決策をともに考えていくという姿勢が大切です。

5　インスリン療法の実際

●国民健康保険小松市民病院 糖尿病看護特定認定看護師　**山本恵美子**（やまもと・えみこ）

インスリン注射の手技

☑当院では、電子カルテ内にあるチェックリスト（図1）に沿って、注射手技を指導しています。

	8/26		8/27		8/28	
インスリン注射						
【インスリン注射】物品準備	N/A	14:32	できる	09:02	できる	12:30
	できる	19:33	できる	13:00		
【インスリン注射】手指衛生	N/A	14:32	できる	09:02	できる	17:30
	できる	14:30	できる	13:00		
【インスリン注射】製剤の確認	N/A	14:32	できる	09:02	できる	12:30
	できる	19:33	できる	13:00		
【インスリン注射】残量の確認	N/A	14:42	できる	09:02	できる	12:30
	できる	19:75	できる	13:00		
【インスリン注射】針の装着	N/A	14:32	できる	09:02	できる	12:30
	できる	19:33	できる	13:00		
【インスリン注射】空打ち	N/A	14:32	できる	09:02	できる	12:30
	できない	19:33	できる	13:00		
【インスリン注射】単位の設定	N/A	14:32	できる	09:02	できる	12:30
	できる	19:33	できる	13:00		
【インスリン注射】注射部位の選択	N/A	14:32	できる	09:02	できる	12:30
	できる	19:33	できる	13:00		
【インスリン注射】注射	N/A	14:32	できない	09:02	できる	12:30
	できる	19:33	できる	13:00		
【インスリン注射】後片付け	N/A	14:32	できる	09:02	できる	12:30
	できる	19:33	できる	13:00		

図1 当院で使用している手技チェックリスト

①物品準備・手指衛生

☑必要物品を準備し、手指消毒を行います。

☑「インスリン」といっても数十種類あります。東日本大震災のとき、すべて流されてしまったので救護所でインスリン製剤をもらおうとした人がいましたが、どのインスリン製剤を使用していたのかわからなかったため、処方できず困ったようです。患者には、自分が使用しているインスリン製剤の名前や色を覚えてもらうことをおすすめします。

②製剤・残量の確認 (図2)

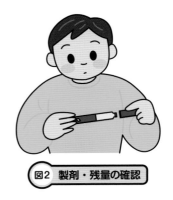

図2 製剤・残量の確認

☑インスリン製剤の種類と残量を確認します。

☑インスリン注入器のキャップをとり、注射する
のに必要なインスリン量があるか、異物や血液
などが混入していないか確認します。

☑残量が少ないときはインスリンの残量分しかダ
イアルが回らないので、ダイアルを回して確認
してみてもよいでしょう。

③懸濁

☑成分が沈殿している懸濁製剤（中間型インスリン製剤）であれば均一に混ぜます。

☑透明な製剤は振る必要はありません。

☑懸濁製剤は、しっかり撹拌できないとインスリンの作用動態が変わってしまいます。ガラ
ス球が端から端まで上下するよう往復10回程度振りましょう。

④針の装着 (図3)

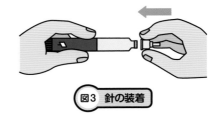

図3 針の装着

☑ゴム栓を消毒し、注射針を取りつけます。

☑針の紙ふたを取ると針があり、その針がインス
リンカートリッジのゴム栓に刺さります。針を
曲げないように（刺さらなくなる）、まっすぐ差
し込みます。

⑤空打ち (図4)

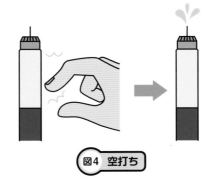

図4 空打ち

☑ダイアルを2単位にセットし、針先を上に向け
て空気を上に集め、3〜4回はじいて、注入ボ
タンを最後まで押します（製剤によって空打ち
の単位が異なる場合があります）。

☑針がきちんとゴム栓に刺さっているかの確認と、
空気を抜くために行います。

☑使用していくと、カートリッジ内にこまかな気
泡ができることがあります。せっかく注射して
も、空気が絡んでしまうと正確なインスリン量
が注射できません。

☑空打ちは毎回行い、注射針の先端からインスリ
ンが少なくとも1滴は出ることを確認します。

⑥単位の設定

☐ダイアルを回して注入単位を正しく設定できるか確認します。
☐ダイアルは回しすぎたら戻せます。

⑦注射部位の選択

☐注射部位は、腹部、臀部、大腿、上腕です。
☐四肢からの吸収は運動によって変化するため、まずは吸収がもっとも安定した腹部に打つ
　ように伝えましょう。

⑧注射

☐ダイアルが見えるように持ちます（図5）。
☐注射部位を消毒し、皮膚を軽くつまみ、針をま
　っすぐ刺します。斜めに刺したり、皮膚がたる
　んだりしていると、しっかり刺さらず皮内注射
　になり痛みが生じます。
☐インスリンを注入します。注入ボタンを完全に
　押し（図6A）、ダイアルが0になったことを確
　認し、ゆっくり10まで数えてから、注入ボタン
　を押したまま皮膚から注射針を引き抜きます

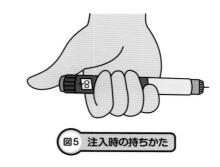

図5　注入時の持ちかた

（図6B）。これは薬液漏れを防ぎ、全量を投与するために必要です。またカートリッジに
患者の組織が混入しないよう、針を引き抜くまで注入ボタンを押し続ける必要があります。

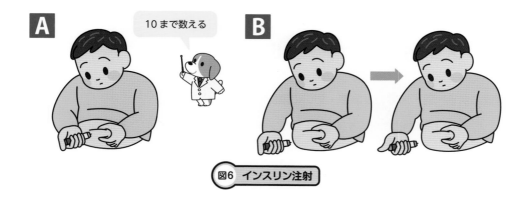

図6　インスリン注射

10まで数える

⑨後片づけ

☐注射針を取り外し、ふたのついた容器に入れます。

☐使用した針は医療廃棄物となるため家庭ゴミには捨てられません。そのため、ペットボトルか空き缶を用意し、それに入れて処方された薬局や病院に持参してもらいます。廃棄ボックスを設置している施設もあります。

インスリン製剤の管理方法

未使用のインスリン製剤

☐使用していないインスリン製剤は冷蔵庫で保管します。

☐凍結を避けるため、冷却風の当たらないドアポケットに、外箱のまま箱を横にして保管しましょう。インスリン製剤は一度でも凍結すると使えなくなってしまいます。

使用中のインスリン製剤

☐インスリン製剤は温度の管理が大切です。使用中のインスリン製剤は室温（1～30℃）で保管します。

☐直射日光や高温に注意して保管してもらいます。夏の車内や海水浴でのビーチなど、高温になる場所は注意が必要です。

☐凍結に注意して保管しなければなりません。飛行機の貨物室は氷点下になるおそれがあるため、搭乗の際はかならず手荷物に入れます。

☐インスリンを投与するたびに新しい針をつけます。インスリンの注入が終わったらかならず針は外し、キャップをつけて保管しましょう。

インスリン療法のケア・支援

医師による説明・患者の理解度・思いの確認

☐インスリン導入に抵抗を示す患者には、これまでの糖尿病療養に対する罪悪感や、「インスリン注射を始めたら一生やめられない」「末期の糖尿病になってしまった」という思い、または先端恐怖症などを表出できるよう支援していきます。

☐そのうえで、患者に合った具体的な説明（患者の病態、インスリンの作用、見とおしなど）をしていきます。

☐インスリン療法によって血糖コントロールを改善させ、合併症を予防することの重要性や、インスリン療法の早期導入によって糖毒性が解除され、膵 β 細胞の機能が回復すると、イ

ンスリン療法から離脱できる可能性があることなどを説明します。

生活に合った具体策をともに考える

☑インスリン療法については、医師の指示に従う必要性を理解してもらいながら、生活の状況や患者がインスリン療法を行ううえでの困りごとや思いを確認します。

☑インスリン療法を行ううえで支障となることや実施可能なことを話し合い、患者が継続可能な具体策を一緒に考えていきます。

☑1型糖尿病患者には、いかなる場合もインスリン注射を中断してはならないことを説明し、生活にインスリン注射を取り入れられるよう考えていきます。

インスリン療法時の注意点

食事・運動での注意点

☑インスリン製剤の種類によっては、食事を前にしてインスリン注射をし、「いただきます」を言うという順番を伝えます。

☑食事量、とくに炭水化物の量は一定にするようにします。

☑インスリン注射をしているのに食事をとらないと低血糖になるので気をつけましょう。

☑運動実施時や入浴時は、血流量が増加して皮下からのインスリン吸収が早くなり、低血糖を起こすことがあるので気をつけます。

シックデイ・低血糖対策

☑発熱、下痢、嘔吐の場合や食欲不振で食事ができない場合をシックデイといいます。そのようなときの対応を医師と確認しておきます（図7）。

プラスの知識

注射部位の変更とリポハイパートロフィー

　インスリン皮下注射によって生じる脂肪組織萎縮あるいは硬結（リポハイパートロフィー、インスリンボール）などを防止するため、注射位置は毎回2〜3cmずつずらすよう指導します。注射しやすい部位や痛くない場所を選ぶと同じところにばかり注射してしまい、その部位が硬くなります。硬くなった部分に注射するとインスリンが吸収されにくくなり、効きが悪くなります。そのため注射領域を広くし、注射部位のローテーションを行うようにしましょう。また注射針は再使用しないようにしてもらいます。

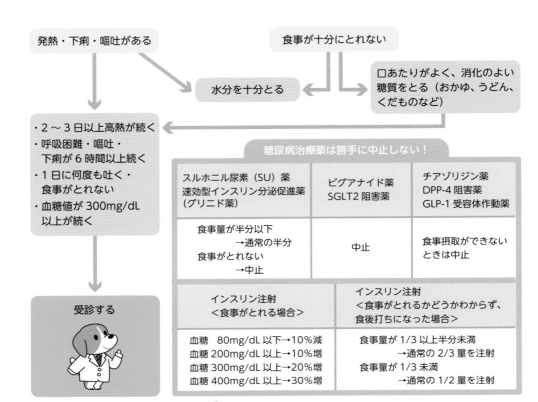

図7 当院でのシックデイ対応

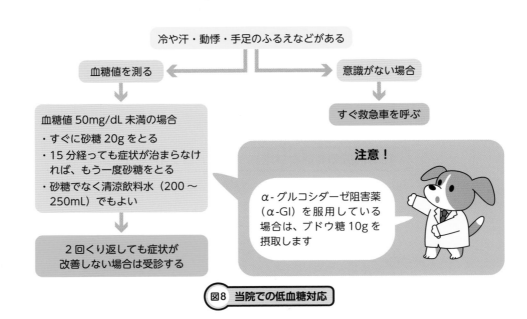

図8 当院での低血糖対応

☑食事摂取量が減ったり食事摂取時間が遅れたりしたときや、運動したとき、そしてインスリン注射量が多かったときなどに低血糖になります。どう対応すればよいかを確認しておきます（図8）。

引用・参考文献

1) 日本糖尿病療養指導士認定機構編. 糖尿病療養指導ガイドブック2023. 東京, メディカルレビュー社, 2023, 334p.
2) 綿田裕孝ほか. インスリン療法最前線：2型糖尿病へのアプローチ. 第3版. 河盛隆造監修. 東京, 日本医事新報社, 2014, 240p.

第5章　糖尿病薬物療法

memo

第6章

糖尿病患者への
フットケア

1 看護師が行うフットケア

●横浜市立みなと赤十字病院 看護部／糖尿病看護認定看護師　**畑﨑智子**（はたさき・ともこ）

なぜ、フットケアが必要なの？

糖尿病フットケアの目的・意義

☑糖尿病性足病変（61ページ）が重症化して下肢の切断に至った場合、患者の生活の質（QOL）に大きく影響します。そのため、足病変の予防的ケア・早期発見・早期治療はたいへん重要です[1]。

☑足病変があっても、神経障害により疼痛を感じなかったり、糖尿病網膜症による失明で足の観察ができなかったりして、重症化するまで気づかないこともあります。このような患者にとって、予防的ケア・早期発見は容易ではありません。足病変が下肢の切断に至ることを患者が知らなければ、受診が遅れて早期治療もかないません。

☑さまざまな状況にある糖尿病患者が、日々実践可能なフットケアをともに考えていくことが大切です。

☑糖尿病性腎症の悪化で血液透析を受けているなど、ほかの合併症に加えて下肢切断となる場合もあります。それぞれの患者にとって、足を失う、失ってしまったことによる心身・生活への影響をアセスメントし、支援につなげていきます。

壊疽により、右第5趾を切断したダンス講師のAさんの場合……

小指1本ないだけでも、バランスをくずして転びそうになっちゃう。これまでと同じようには踊れない。でも、私の復帰を待っている生徒の期待に応えたい

今後潰瘍が再発して大切断に至ったら、講師を続けられないかもしれない。新たな潰瘍ができないように、予防的ケアに取り組んでもらおう

下肢の切断を予防することで、患者のアイデンティティを保つ・願いをかなえる

フットケア時によく見る足病変

☑ **胼胝・鶏眼（図1）**：知覚神経障害による知覚の低下、運動神経障害による足の変形が関係しています。足に合わない靴を履くといった、長時間くり返される物理的な圧迫が原因で起こります。胼胝（べんち）（たこ）は角質が上方に伸びますが、鶏眼（けいがん）（うおのめ）は上方・下方両方に伸び、中央部に透明な目のようなかたい核をもつため、より疼痛を生じやすくなります。

☑ かたい胼胝・鶏眼が皮膚を傷つけ、感染することもあるため、色や排膿の有無を観察する必要があります。

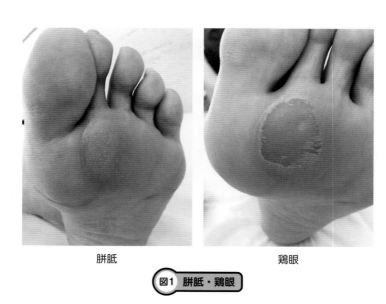

胼胝　　　　　　　　　　鶏眼

図1　胼胝・鶏眼

☑ **ハンマートゥ・クロウトゥ（図2）[2]**：高血糖の持続に伴うコラーゲンの肥厚のため関節可動域が制限され、運動神経障害、末梢神経障害も加わって筋肉の萎縮、屈折の障害が起こります。足趾の近位趾節間（PIP）関節が屈曲して中足趾節（MP）関節、遠位趾節間（DIP）関節が伸展したものがハンマートゥ、足趾のPIP関節とDIP関節が屈曲しているものがクロウトゥです。

☑ 胼胝や靴ずれなどによる発赤や表皮剥離ができやすくなるため、好発部位（図2）を観察します。

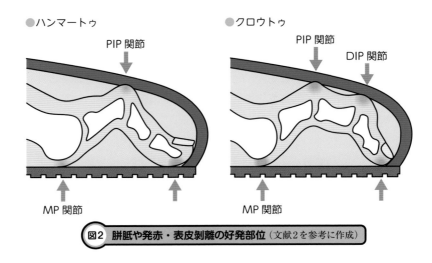

●ハンマートゥ
PIP 関節

●クロウトゥ
PIP 関節
DIP 関節

MP 関節

MP 関節

図2 胼胝や発赤・表皮剥離の好発部位（文献2を参考に作成）

〘 フットケアの実際 〙

☑フットケア時に確認する内容は表のとおりです。

表 フットケアで確認すること

足の状態	足の変形（偏平足・外反母趾・ハンマートゥ・クロウトゥなど）、皮膚の色、冷感の有無、浮腫の有無、乾燥の有無、胼胝・鶏眼・潰瘍・排膿の有無、足背動脈・後脛骨動脈・膝窩動脈の触知、しびれなど異常感覚の有無、爪の変形（肥厚・巻き爪など）、爪の色、足関節の可動域、姿勢、歩きかた、間歇性跛行の有無、安静時疼痛の有無 ※左右差がないか確認する
神経障害の検査	●末梢神経障害：モノフィラメント（なければ爪楊枝でも可）によるタッチテスト、音叉による振動覚の確認、アキレス腱反射の有無、神経伝導速度検査 ●自律神経障害：心電図R-R間隔変動係数、シェロング試験 ●運動神経障害：アキレス腱反射、神経伝導速度検査
血流障害の検査	●末梢血流障害：下肢挙上下垂試験、サーモグラフィー、皮膚灌流圧（SPP）、経皮酸素分圧（TcPO₂） ●閉塞性動脈硬化症：下腿-上腕血圧比（ABI）、血管造影
感染兆候がある場合の検査	細菌培養

☑患者には、観察や検査した結果が何を意味するのか説明し、ケアにつなげましょう。患者は、自分が受けた検査の目的や結果を覚えていないことがあります。とくに、糖尿病教育

入院などでさまざまな検査を受けている場合は、検査結果を理解できているか確認しましょう。

☑たとえばモノフィラメントでタッチテストをする際には（図3）[1]、患者がわからなかった部位に加え、その部分に傷ができても気づけない可能性があることを伝えます。そして、日々の観察の必要性を説明し、観察方法を具体的に患者と考えます。

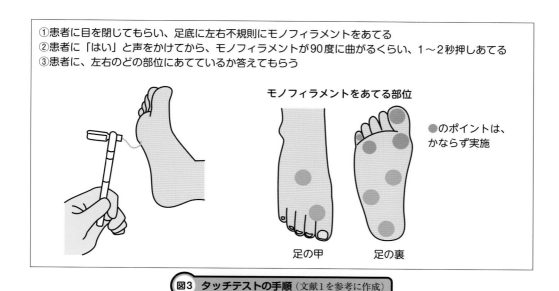

①患者に目を閉じてもらい、足底に左右不規則にモノフィラメントをあてる
②患者に「はい」と声をかけてから、モノフィラメントが90度に曲がるくらい、1～2秒押しあてる
③患者に、左右のどの部位にあてているか答えてもらう

モノフィラメントをあてる部位

●のポイントは、
かならず実施

足の甲　　足の裏

図3　タッチテストの手順（文献1を参考に作成）

☑検査結果をアセスメントし、それぞれの患者にあったケアにつなげることこそが、看護師の腕の見せどころです。

引用・参考文献

1）日本糖尿病教育・看護学会編. 糖尿病看護フットケア技術. 第3版. 東京, 日本看護協会出版会, 2013, 256p.
2）柏崎耕一ほか. "糖尿病合併症の理解：糖尿病慢性合併症". 糖尿病看護ビジュアルナーシング. 改訂第2版. 柏崎純子編. 平野勉監修. 東京, 学研メディカル秀潤社, 2021, 228, （見てできる臨床ケア図鑑）.
3）日本糖尿病教育・看護学会編. "糖尿病患者および家族への支援技術：日常生活行動への支援". 糖尿病に強い看護師育成支援テキスト. 東京, 日本看護協会出版会, 2008, 194-5.

2 患者が行うフットケア（セルフケア）

●横浜市立みなと赤十字病院 看護部／糖尿病看護認定看護師　**畑﨑智子**（はたさき・ともこ）

《 生活上の注意点 》

靴・靴下について

☑患者がふだんよく履く靴を観察し、蒸れや摩擦の起こりやすい靴（安全靴、ゴム長靴、ビーチサンダル、下駄、革靴、ハイヒールなど）を長時間履いていないか確認します。

☑仕事中の靴や趣味用の靴はどのようなものか、靴の好み（大きめ、小さめ）、靴の手入れの方法、靴ひもやベルトを締めているかも確認します。

☑靴の選びかた、履きかた、手入れについて患者と確認し（図1）[1、2]、足に傷をつけないために靴下を履いて生活するよう、選びかたとともに説明します（表）[1、2]。

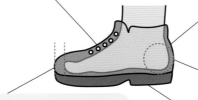

・甲を押さえているデザインのもの
・靴ひもやベルトがついている
・履くたびに靴ひもやベルトを締め直す
・靴ずれや胼胝などの予防に役立つ

・クッション性のある素材のものを選ぶ
・靴を買うときは夕方に試着して選ぶ
・靴下を履いてから靴を履く

・かかとがある程度かたく、足幅より絞ってある

・靴を履き、かかとで床を数回叩いたときつま先に 1 ～ 1.5cm 余裕がある
・先端に丸みがある
・指のつけ根の部分だけが曲がるもの

・足のアーチの形に合った中敷きがある

スニーカーなど洗える靴は洗う。
洗えない素材のものは 1 日履いたら休ませるようにし、毎日履かない。

図1　靴の選びかた・履きかた・手入れのしかた（文献1、2を参考に作成）

表 靴下の選びかた（文献1、2を参考に作成）

●素材は通気性・吸水性のよい綿かウールのもの
●内側に縫い目がなく、足を傷つけないもの
●色は白色を選ぶ（血液や滲出液の付着を見つけやすいため）
●サイズが足に合っており、ゴムが足を締めつけすぎないもの
●足が冷えるからと重ね履きはしない（足の圧迫を防ぐため）

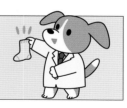

そのほかの注意点

☑足が長時間濡れた状態は、蒸れと同様に潰瘍の原因になります。神経障害や血流障害がある患者は、「雨の日に、靴に水が浸み込んだまま長時間歩く」「念入りに風呂を掃除する」だけで潰瘍が多発することがあります。外出前に天気予報を確認する、風呂掃除のときは濡れないためにスリッパを履くといった工夫が必要です。

☑湯たんぽや電気あんかなどは使いかたにより熱傷を起こす危険があるため、一部分ではなく、身体全体・部屋全体を温めるように指導します。

☑喫煙は血流障害の原因となるため、禁煙するように指導します。

受診の目安

☑潰瘍は数日で悪化して広がり、切断の原因となる場合があります。潰瘍ができたときや感

ここにも注目！

足を守るだけではない、自分らしく生きるためのケアを考える

　フットケア外来に通院する高齢の男性患者がいました。いつも革靴を履き、スーツを着ていました。靴ずれや胼胝ができており、杖歩行で歩幅が狭く転倒のリスクもあるため、靴をスニーカーに替えてはどうかと提案しました。しかし、納得しなかったため理由を尋ねると、「病院に来るのにスニーカーなんて失礼だから」と話しました。病院にスニーカーで来ても失礼だとは誰も思っていないことや、自分の足を守るため、安全のためだと伝えても、かたくなに革靴のままがよいとくり返すばかりでした。革靴を履くことが患者の信念にかかわっていると考え、革靴を履き続けることを前提に、予防的ケアを考えることにしました。つき添いの家族にも足病変や転倒のリスクを伝え、足の観察や保清・保湿など自宅でできることを依頼しました。患者は足を守るためだけに生きている、生活しているわけではないとあらためて考えさせられました。患者が自分らしく生活しながら足を守るために、何ができるか考えてみましょう。

染兆候があるときは、できるだけ早く皮膚科を受診するように伝えます。

足の保清・保湿

☑適切な保清・保湿の方法（図2）[2, 3]を伝えます。

☑入院時や外来で看護師が行う保清・保清は一時的なケアで、根本的な解決にはなりません。患者が自宅で継続することがもっとも重要です。

保清	頻度	可能なら毎日
	湯温	38〜40℃。熱い湯や長風呂は、乾燥しやすくなるため避ける
	洗いかた	石けんをよく泡立てて手でやさしく洗う。足趾のあいだや足底も洗う
	拭きかた	清潔なタオルで水分をよく拭き取る
保湿	頻度	乾燥があれば1日2回以上
	タイミング	入浴後10分以内
	保湿剤の量	フィンガーチップユニット（finger tip unit；FTU）を参考に、成人の示指（人差し指）の指腹側末節部に乗せた量を1FTU（約0.5g）として、この量で手のひら2つぶんの広さを塗る。ローションでは1円玉大が1FTUとなる

●フィンガーチップユニット

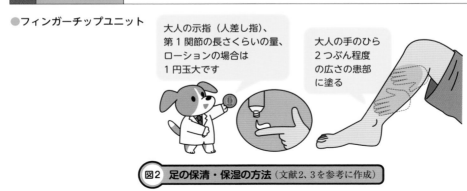

大人の示指（人差し指）、第1関節の長さくらいの量、ローションの場合は1円玉大です

大人の手のひら2つぶん程度の広さの患部に塗る

図2 足の保清・保湿の方法（文献2、3を参考に作成）

爪の切りかた

☑深爪したり、爪を丸く切ると、巻き爪の原因となります。一度に切ろうとせずにすこしずつ切り、足趾の長さを目安とします。

☑まず、まっすぐにカットし（スクエアカット）、とがった角の両端をごくわずかだけ切り落とすか、爪やすりで削ります（スクエアオフ）（図3）。

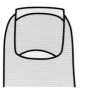
スクエアカット

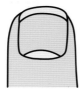
スクエアオフ

爪切りを入浴後に行うと、
爪がやわらかくなり、
切りやすくなります

図3　爪の切りかた

☑視力低下がある、足趾に手が届かない、手指が震えるなどの理由で患者自身による爪切りが困難な場合には、無理に自分で切ろうとせずに家族や訪問看護師に依頼したり、爪やすりで削る方法を指導します。

☑看護師が患者の爪切りをする場合、フェイスシールドなどの防護具を使用します。

☑爪切りで切れないほどの肥厚爪や巻き爪がある場合は、無理に爪切りを使わず、ニッパーや爪やすりを使用します。ニッパーを使う際は、事前にトレーニングを受けると安全です。

引用・参考文献

1) 日本糖尿病教育・看護学会編. "適切なケア方法の検討". 糖尿病看護フットケア技術. 第3版. 東京, 日本看護協会出版会, 2013, 97-123.
2) 市來祐里恵. "院内のケアシステム". 糖尿病看護ビジュアルナーシング. 改訂第2版. 柏崎純子編. 平野勉監修. 東京, 学研メディカル秀潤社, 2021, 444-7, (見てできる臨床ケア図鑑).
3) 小林直美. "乾燥（ドライスキン）". スキンケアガイドブック. 日本創傷・オストミー・失禁管理学会編. 東京, 照林社, 2017, 26-30.

ここにも注目！

患者の努力がよい変化をもたらすようにかかわる

　患者の足の保清・保湿方法はさまざまです。足の保清や保湿の方法を知らない、めんどうだ、ゴシゴシこすらないと気が済まない、保湿クリームのべたつきが嫌いなので使用しないといった不適切な方法で、逆に皮膚を傷つけていることさえあります。多くの患者にとって、その習慣を変えることは困難ですが、患者本人が信頼している家族や医療者が、保湿・保清の重要性を理解したうえであきらめずに促すことで、すこしずつ習慣を変えられることもあります。適切な保清・保湿ができるようになると、悪臭や足の汚れが減少したり、亀裂のできていた皮膚が、乾燥のない弾力のある皮膚に変化したりと成果が出ます。本人の努力が変化をもたらし、足を守ることにつながっていると伝えて気づきを促し、さらに動機づけしていきます。

第6章　糖尿病患者へのフットケア

memo

第7章

糖尿病患者への
支援

1 糖尿病患者との
かかわりかたの基本

●京都府立医科大学附属病院 看護部／糖尿病看護認定看護師　**肥後直子**（ひご・なおこ）

糖尿病患者の特徴・患者心理

☑2型糖尿病は、以前「生活習慣病」と呼ばれていました。そのため「生活習慣が悪いからかかった病気」、つまり「糖尿病患者は自己コントロールができない」というイメージが、世間ではまだまだあります。

☑実際には、糖尿病の発症には過食や運動不足以外にも遺伝子やストレスが大きくかかわってくるため、糖尿病と診断された人を責めるのはおかしな話です。

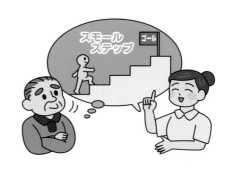

☑糖尿病診断時には落ち込む人もいますが、「何をしたらよくなるだろうか」という気持ちがもてるよう、医療者は支えます。

☑はじめての患者に会ったときは、とくに話を聞くことに徹するのがよいと思います。

☑そのうえで、よい結果が得られるような作戦（小さな行動目標、スモールステップ）を一緒に探すことが、自己効力感の向上につながります。

プラスの知識

自己効力感

　自己効力感[1]とは、「自分はその行動をうまくやることができるのだ」という自信のことです。自己効力感が高まると、療養行動に対する抵抗感が減ってチャレンジ精神が育まれ、行動変容につながります。

【 看護師のかかわり方 】

☑まずは、患者の話を聴くことです。「よく聞く」ということは、じつはとてもむずかしいのです。

☑患者の話を聴くなかで、「医学的に間違っていることはその場で正したい」というジレンマを感じる場面があると思いますが、「あなたはそのように考えるのですね」と、途中でさえぎらずに最後まで聴きます。説明や修正は、後日関係性ができてからでもよいのです。

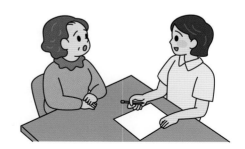

☑糖尿病患者はもともと糖尿病になりやすい遺伝子をもっているのでしょうが、糖尿病になった原因がそれぞれあると思います。「自分では何が原因だと思いますか?」と尋ね、自分なりの理解を話してもらいます。あわせて可能な範囲で1日の流れを聴きます。

☑「初回に知識を提供してもらった」ことよりも、「初回にじっくり話を聴いてもらった」ことのほうが印象に残るうえ、関係性の構築につながります。

【 糖尿病のスティグマ 】

☑スティグマという言葉を最近よく耳にします。「社会的偏見による差別」のことです。糖尿病のスティグマとは、糖尿病をもつ人が社会的偏見によって差別を受けることです。

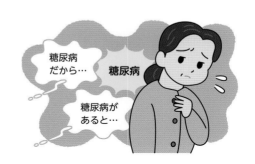

☑「糖尿病をもっているから就職試験に落ちた」「糖尿病がある、つまり自己管理のできない人だから昇進はむずかしい」などのようなことです。

☑社会にある糖尿病という言葉の偏見を払拭するために、疾患名を「糖尿病」から「ダイアベティス」に変更する提案[2]も出ています。

引用・参考文献

1) 松本千明. "自己効力感の考え方". 医療・保健スタッフのための 健康行動理論の基礎:生活習慣病を中心に. 東京, 医歯薬出版, 2002, 15-6.

2) 日本経済新聞. 糖尿病の新呼称提案,「ダイアベティス」学会など. (https://www.nikkei.com/article/DGXZQOUE229DY0S3A920C2000000/, 2023年10月閲覧).

第7章　糖尿病患者への支援

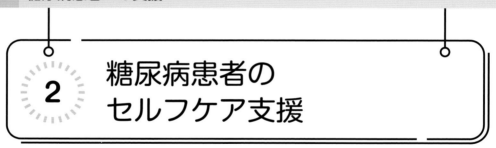

2 糖尿病患者の セルフケア支援

●京都府立医科大学附属病院 看護部／糖尿病看護認定看護師　**肥後直子**（ひご・なおこ）

セルフケアの支援方法

☑糖尿病はセルフケアの疾患です。セルフケアとは文字どおり「自身で自身をケアすること」です。

☑セルフケアの支援は、糖尿病をよくするために自分自身でできそうなことを考えてもらうことから始まります。「薬の飲み忘れをなくす」「よくかむ」「7時間は睡眠をとる」など目標はさまざまです。

☑目標は、外来通院者であれば次の外来で評価します。実行できれば、自分で自分をほめ、医療者も目標を実行できたことを支持します（図1）。

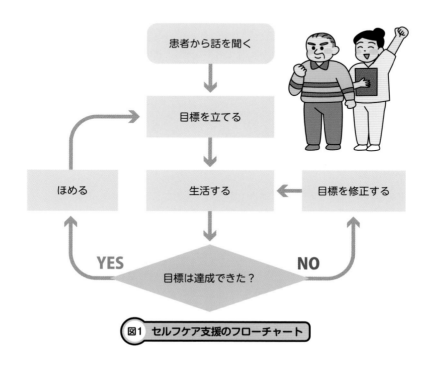

図1　セルフケア支援のフローチャート

☑実行できなければ、目標が高すぎたということになるので修正します。自身が悪かったのではなく、目標の立てかたが妥当ではなかったということです。

☑いずれにしても「目標を立てたあなたの行動を、医療者はきちんと見守っている」という姿勢を示すことが重要です。

☑セルフケアが継続され、さらにデータに反映されていれば、強調してフィードバックすることで行動は強化されます。

アルコールとの付き合いかた

☑飲酒量が多く、血糖値が悪化している人は目標が必要です。

☑飲酒量が多く、夜間に低血糖が出ている人も目標が必要です。

☑飲酒量が多い人は糖尿病がなくても制限が必要です。

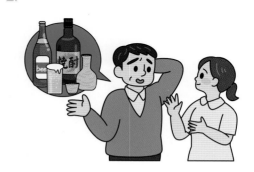

☑飲酒量が多い人は量を減らします。「1回量を減らす」「休肝日をつくる」、それらがむずかしい場合はハードルを下げて「種類を変える」という方法を提案することもあります。種類を変えることそのものにあまり意味はありませんが、行動を変えることができれば、自己効力感にはずみをつける場合があります。

☑飲酒量が多いと夜間の低血糖の誘因になるため、低血糖の危険性を伝えて炭水化物の摂取をすすめます。しかし同時に、飲酒に加えて炭水化物をとることはエネルギーオーバーになって血糖コントロールを悪化させる可能性があることも伝えます。

禁煙

☑糖尿病は全身の血管に悪影響を与えます。高血糖そのものが動脈硬化を進行させ、高インスリン血症がさらに動脈硬化を進行させます。喫煙も同様に動脈硬化を進行させます。

☑糖尿病患者が喫煙をすると、脳梗塞や心筋梗塞、糖尿病性腎症などの糖尿病合併症のリスクが高まり、死亡のリスクが高まる[1]といわれています（図2）[2]。

☑新型コロナウイルス感染症（COVID-19）の5類移行に伴い、禁煙外来の再開が増えています。禁煙外来を利用して、無理なく禁煙することをすすめます。

☑経口禁煙補助薬のバレニクリン酒石酸塩（チャンピックス®錠）は出荷停止となっています（2023年12月現在）が、ニコチン貼付薬は使用できます。

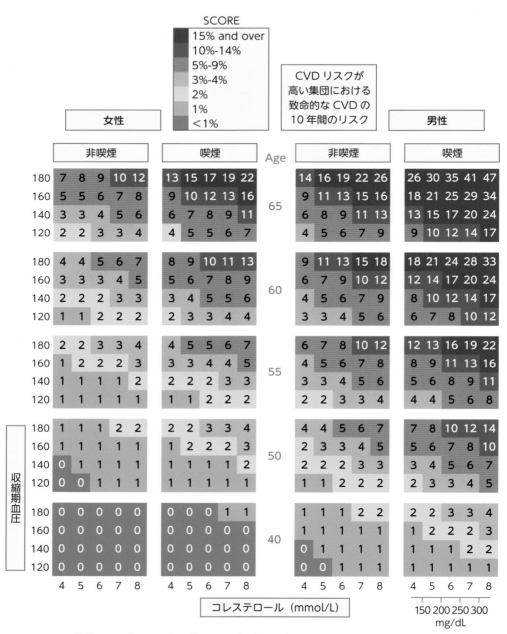

CVD：cardiovascular disease、SCORE：Systematic Coronary Risk Estimation

図2 スコアチャート：以下の危険因子に基づいた、心血管リスクの高い国の集団における致死的な心血管疾患10年間のリスク：年齢、性別、喫煙、最高血圧、総コレステロール（文献2を参考に作成）

⫷ 歯周病のケア ⫸

☑歯周病は糖尿病の合併症の一つ といわれています。

☑歯周病という歯肉の慢性の炎症 が血糖値を上昇させます。一方 で、血糖値の上昇が易感染をひ き起こして歯周病のリスクを上 げるといわれており、「ニワトリ が先か卵が先か」の関係です。

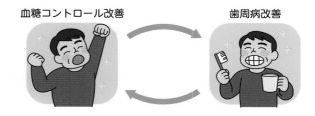

血糖コントロール改善　　歯周病改善

☑歯の手入れをして歯周病を治すと血糖のコントロールがよくなるともいわれています。

☑食事や運動に対するセルフケアのモチベーションが向かない人の第一歩として、歯の治療 をうながすことがよいかもしれません。「歯の手入れをすると血糖値がよくなる可能性があ りますよ」と伝えることで、患者のセルフケアの第一歩が踏み出せるかもしれません。

引用・参考文献

1) 日本禁煙学会. 禁煙外来を再開しましょう.（http://www.jstc.or.jp/uploads/uploads/files/information/ 20230303saikai.pdf, 2023年10月閲覧）.

2) Piepoli, MF. et al. 2016 European Guidelines on cardiovascular disease prevention in clinical practice : The Sixth Joint Task Force of the European Society of Cardiology and Other Societies on Cardiovascular Disease Prevention in Clinical Practice (constituted by representatives of 10 societies and by invited experts)Developed with the special contribution of the European Association for Cardiovascular Prevention & Rehabilitation (EACPR). Eur. Heart J. 37 (29), 2016, 2315-81.

第7章　糖尿病患者への支援

3　低血糖・シックデイ対策

●公益財団法人筑波メディカルセンター筑波メディカルセンター病院 看護部／糖尿病看護特定認定看護師
吉田多紀（よしだ・たき）

低血糖

基本知識

☑低血糖（hypoglycemia）とは、血液中のブドウ糖濃度（血糖値）が生理的な変動範囲を超えて低下することで、さまざまな症状をきたした状態です。

☑通常、血糖値が70mg/dLを下回った状態を「低血糖」といいます。糖尿病の薬物療法中に高頻度に遭遇する急性合併症です。通常、低血糖時には図1 [1] のような症状が出現します。

血糖値（mg/dL）

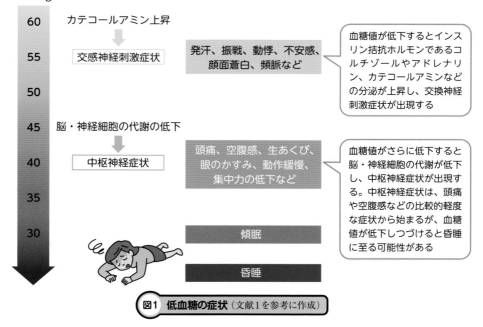

血糖値	
60	カテコールアミン上昇
55	交感神経刺激症状 → 発汗、振戦、動悸、不安感、顔面蒼白、頻脈など
50	
45	脳・神経細胞の代謝の低下
40	中枢神経症状 → 頭痛、空腹感、生あくび、眼のかすみ、動作緩慢、集中力の低下など
35	
30	傾眠
	昏睡

血糖値が低下するとインスリン拮抗ホルモンであるコルチゾールやアドレナリン、カテコールアミンなどの分泌が上昇し、交換神経刺激症状が出現する

血糖値がさらに低下すると脳・神経細胞の代謝が低下し、中枢神経症状が出現する。中枢神経症状は、頭痛や空腹感などの比較的軽度な症状から始まるが、血糖値が低下しつづけると昏睡に至る可能性がある

図1　低血糖の症状（文献1を参考に作成）

対処方法

☑低血糖の対処として、まずは予防が重要になります。どのようなときに低血糖を起こしやすいのか（表1）[2] という点について理解を深めることが必要です。

表1 低血糖を起こしやすい状態（文献2を参考に作成）

食事	・食事時間がずれたとき、食事間隔があいたとき ・食事摂取しなかったとき ・糖質量が少なかったとき
運動	・運動量の増加 ・空腹時の運動 ・運動による遷延性の低血糖 ・入浴や運動によるインスリン吸収促進
インスリン抵抗性	・肥満の改善 ・ストレス、感染症の改善 ・ブドウ糖毒性の解除 ・インスリン拮抗ホルモン分泌不全 ・インスリン抗体の減少 ・ステロイド薬の減量
アルコール	・アルコールの多飲
インスリン療法	・不適切なインスリン製剤量の変更 ・誤った自己注射手技 ・インスリン製剤の種類や投与量間違い ・インスリンポンプの誤操作 ・腎障害の悪化によるインスリン分解の低下
経口血糖降下薬	・SU薬やグリニド薬を服用し、食事摂取しなかったとき ・服薬量間違い
そのほか	・併用によって血糖低下を増強させる薬剤の服薬

プラスの知識

無自覚性低血糖

　ふだん低血糖を頻発している人や自律神経障害を合併している人では、血糖値が50mg/dLを下回っても交感神経系の症状を感じず、突然、重篤な中枢神経症状を呈することがあります。これを無自覚性低血糖といい、自律神経障害によるインスリン拮抗ホルモンの分泌不全が進行したことが原因の一つとされています。

第7章　糖尿病患者への支援

☑低血糖症状を感じたら、可能であれば血糖測定を行い血糖値を確認します。

☑低血糖を確認したらブドウ糖10g（砂糖であれば20g）、またはそれに相当する糖質を含むジュースなどを摂取します。15分経過しても症状の回復がない場合は、同じ対応をくり返します。

☑ブドウ糖での血糖上昇は一時的であり、再度血糖値が低下する可能性があります。そのため次の食事までに時間がある場合は補食も検討します。

☑低血糖によって意識がなくなってしまった場合、家族ができる対処としてグルカゴン点鼻粉末（バクスミー®）の投与、ブドウ糖や砂糖水の口唇や歯肉への塗りつけがあります。

患者へのケア・支援

☑低血糖に関する患者へのケア・支援として、まずは予防が大切です。そして同様に、早期発見と早期対応も重要です。

☑表1のような状態から低血糖をきたす可能性があると伝え、どのような場合に低血糖になりやすいか理解を深めます。きちんとイメージできるよう具体的に伝えましょう。

☑低血糖を経験した場合は、かならずふり返りを行う習慣をつけてもらいます。

☑最近は、CGMの普及に伴って血糖パターンの把握が容易になってきました。深夜や早朝、就業中の低血糖の把握に有効です。費用面のこともありますが、相談して上手に活用することも安全に過ごすための一助となります。

☑血糖自己測定や持続血糖モニター（continuous glucose monitoring；CGM）を行っている場合は、外来来院時に血糖値と生活の関連についていっしょにふり返りを行い、対策を考えます（くわしくは、142、145ページ参照）。

☑自動車の運転において、重症低血糖は重大な危険事項です。安全のためにも注意を払いましょう（表2）。

表2　運転時の注意点

1. 運転前には血糖測定を行い、低血糖ではないことを確認する。
2. 低血糖をよく起こす人は空腹時の運転を避け、かならず補食してから運転する。
3. 運転の際にはかならず手の届くところにブドウ糖を多く含む食品を常備する。
4. 運転中に低血糖を感じたら、ただちに路肩に車を寄せて駐車し、低血糖時の対処を実施する。
5. 低血糖症状が改善し、血糖値が安定するまで運転は再開しない。

☑知り合いのいない場で意識を失ってしまったときに備え、自分に糖尿病があることを伝える「緊急時IDカード」を活用するとよいでしょう[3]。スマートフォン用のアプリケーションもあります。

［ シックデイ ］

基本知識

- ☑ 糖尿病患者が治療中に感染症などによる発熱、下痢、嘔吐などをきたした状態や、食欲不振のため食事摂取できない状態をシックデイ（sick day）といいます。
- ☑ シックデイ時には、インスリン拮抗ホルモンの上昇や食事摂取量の変化によって、血糖コントロールが困難になり、特別な対応が必要になります（図2）[1]。

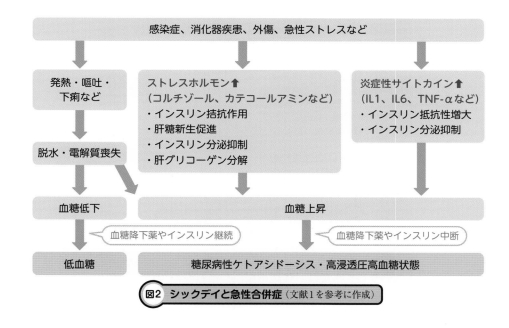

感染症、消化器疾患、外傷、急性ストレスなど

発熱・嘔吐・下痢など

ストレスホルモン↑
（コルチゾール、カテコールアミンなど）
・インスリン拮抗作用
・肝糖新生促進
・インスリン分泌抑制
・肝グリコーゲン分解

炎症性サイトカイン↑
（IL1、IL6、TNF-αなど）
・インスリン抵抗性増大
・インスリン分泌抑制

脱水・電解質喪失

血糖低下

血糖上昇

血糖降下薬やインスリン継続

血糖降下薬やインスリン中断

低血糖

糖尿病性ケトアシドーシス・高浸透圧高血糖状態

図2　シックデイと急性合併症（文献1を参考に作成）

- ☑ 血糖コントロールが良好な患者であっても、シックデイ時に適切な対応がされないと急速に病状が悪化する可能性があります。このような危険を回避するために、あらかじめ後述のような対応策を講じておきます。

対応策

- ☑ シックデイ時の対処や決まりごとをシックデイルール（図3）[2]といいます。
- ☑ 病気や体調不良は、突然訪れる可能性もあります。主治医とシックデイ時の対処（シックデイルール）について相談できるように調整しましょう。
- ☑ シックデイになったときに慌てないよう、シックデイルールについては前もって医療者と相談し、家族やキーパーソンと共有しておくことが望ましいです。

第7章　糖尿病患者への支援

シックデイルール

- ●安静と保温
  →早めに主治医または医療機関に連絡を！
- ●脱水予防
  →水やお茶などで水分摂取
- ●炭水化物の摂取
  →食欲がない場合でも、かゆやうどん、くだもの、ゼリー、ジュースをとる
- ●自己判断でインスリン療法を中止しない
  →食事が摂取できない場合も中止せず、血糖自己測定を行ってインスリン量を調整
- ●インスリン製剤以外の糖尿病治療薬は、種類や食事摂取量に応じて減量・中止
  →事前に主治医と話し合っておく

入院治療が必要な場合は、休日であっても連絡のうえ受診する。
医療機関では、原疾患の治療と補液による水分・栄養補給を行う。

このような場合は、医療機関を受診します。
①嘔吐や下痢が激しく、1日以上続き、食事摂取が不可能な状態が続くとき。
②高血糖と尿ケトン体陽性が1日以上続くとき。
③38℃以上の高熱が2日以上続き、改善傾向がみられないとき。
④腹痛が強いとき。
⑤胸痛や呼吸困難、意識混濁がみられるとき。
⑥脱水症状が激しい、あるいは著しい体重減少がみられるとき。
⑦インスリン注射量や経口血糖降下薬の服薬量が自分で判断できないとき。

図3　シックデイルール（文献2を参考に作成）

☑「食事を摂取できないから」または「体調不良だから」といって糖尿病治療薬を自己判断ですべて中止してはいけません。また逆に、服薬やインスリン療法を通常どおりに継続してよいわけでもありません。

☑患者はそれぞれ病態も治療も違います。そのため、シックデイルールのなかでも薬剤の調整についてはそれぞれ異なります。

ここにも注目！

療養指導者の態度に注意

　低血糖に関して患者に伝えることは大切です。命にかかわる場合もあるため、伝える側も熱が入ってしまいます。しかし、患者に恐怖心を与えてはいけません。低血糖を恐れるあまり、血糖値を高めに保ってしまう可能性があります。

引用・参考文献

1) 医療情報科学研究所編. "糖代謝異常". 病気がみえる vol.3：糖尿病・代謝・内分泌. 第5版. 東京, メディックメディア, 2019, 4-81.
2) 日本糖尿病療養指導士認定機構編. 糖尿病療養指導ガイドブック2023. 東京, メディカルレビュー社, 2023, 334p.
3) 日本糖尿病協会. 糖尿病IDカード（緊急連絡用カード）. (https://www.nittokyo.or.jp/modules/patient/index.php?content_id=4, 2023年12月閲覧).

第7章　糖尿病患者への支援

プラスの知識

医療機関を緊急受診するとき

　緊急時には、かかりつけ医ではない病院を受診するかもしれません。緊急受診する際には、糖尿病連携手帳や自己管理ノートの持参に加え、糖尿病罹病期間や合併症の有無、治療内容、糖尿病以外の疾患の治療状況、最近の血糖コントロール状況を伝えられるようにしておきます。

4　高齢患者への支援

●公益財団法人筑波メディカルセンター筑波メディカルセンター病院 看護部／糖尿病看護特定認定看護師
吉田多紀（よしだ・たき）

高齢患者の療養支援時の注意点

高齢者糖尿病とは

☑65歳以上の糖尿病が「高齢者糖尿病」と定義されています[1]。

☑高齢者糖尿病のなかでも75歳以上の高齢者と、認知機能低下や日常生活動作（activities of daily living；ADL）低下がある一部の65〜74歳の人が、注意すべき「高齢者糖尿病」です。

高齢者の特徴

☑高齢者は、老年症候群の合併頻度や社会・経済的問題など個人差が大きいことが特徴です。同じ年齢でも、罹病期間が長い人は短い人と比べて糖尿病合併症をきたしやすいことに注意が必要です。

☑ほかの疾患を治療中である場合も多いため、ほかの疾患の治療状況についても確認する必要があります。

☑高齢になると自覚症状に乏しくなり、口渇に気づかずにいて水分摂取を行わず、脱水から高浸透圧高血糖状態を生じるケースがあります。

☑食事療法の順守によって体重減少、筋力低下をきたし、サルコペニアをきたしやすいことを念頭に置いて支援します。

高齢者への支援

☑まずは高齢者の特徴を理解することが重要です。

☑高齢者においても、糖尿病治療の目標は「健康な人と変わらない寿命と生活の質（QOL）の確保」です。しかし、個々の患者によって状況やコントロール目標（図1）[2]が異なるため、それぞれの状況に応じた支援がより求められます。①糖尿病合併症や治療法も含む総合的な身体的状態、②うつ・ストレス状態、認知症の有無などの精神・心理的状態、③家族・隣人との関係や経済状況などの社会的状況、④その患者の価値観・人生観の4つを踏

患者の特徴・健康状態[注1]		カテゴリーⅠ ①認知機能正常 かつ ②ADL 自立		カテゴリーⅡ ①軽度認知障害～軽度認知症 または ②手段的 ADL 低下、基本的 ADL 自立	カテゴリーⅢ ①中等度以上の認知症 または ②基本的 ADL 低下 または ③多くの併存疾患や機能障害
重症低血糖が危惧される薬剤（インスリン製剤、SU 薬、グリニド薬など）の使用	なし[注2]	7.0%未満		7.0%未満	8.0%未満
	あり[注3]	65 歳以上 75 歳未満 7.5%未満（下限 6.5%）	75 歳以上 8.0%未満（下限 7.0%）	8.0%未満（下限 7.0%）	8.5%未満（下限 7.5%）

治療目標は、年齢、罹病期間、低血糖の危険性、サポート体制などに加え、高齢者では認知機能や基本的 ADL、手段的 ADL、併存疾患なども考慮して個別に設定する。ただし、加齢に伴って重症低血糖の危険性が高くなることに十分注意する。

注1：認知機能や基本的 ADL（着衣、移動、入浴、トイレの使用など）、手段的 ADL（IADL：買い物、食事の準備、服薬管理、金銭管理など）の評価に関しては、日本老年医学会のホームページ（www.jpn-geriat-soc.or.jp/）を参照する。エンドオブライフの状態では、著しい高血糖を防止し、それに伴う脱水や急性合併症を予防する治療を優先する。

注2：高齢者糖尿病においても、合併症予防のための目標は 7.0％未満である。ただし、適切な食事療法や運動療法だけで達成可能な場合、または薬物療法の副作用なく達成可能な場合の目標を 6.0％未満、治療の強化が難しい場合の目標を 8.0％未満とする。下限を設けない。カテゴリーⅢに該当する状態で、多剤併用による有害作用が懸念される場合や、重篤な併存疾患を有し、社会的サポートが乏しい場合などには、8.5％未満を目標とすることも許容される。

注3：糖尿病罹病期間も考慮し、合併症発症・進展阻止が優先される場合には、重症低血糖を予防する対策を講じつつ、個々の高齢者ごとに個別の目標や下限を設定してもよい。65 歳未満からこれらの薬剤を用いて治療中であり、かつ血糖コントロール状態が図の目標や下限を下回る場合には、基本的に現状を維持するが、重症低血糖に十分注意する。グリニド薬は、種類・使用量・血糖値などを勘案し、重症低血糖が危惧されない薬剤に分類される場合もある。

【重要な注意事項】
糖尿病治療薬の使用にあたっては、日本老年医学会編「高齢者の安全な薬物療法ガイドライン」を参照すること。薬剤使用時には多剤併用を避け、副作用の出現に十分に注意する。

図1 高齢者糖尿病の血糖コントロール目標（HbA1c値）（文献2 p.94 より転載）

まえて QOL を考慮し、血糖コントロール目標や介護者・介護サービスの利用を検討します[1]。

☑患者が今まで何を大切に、どのような人生を送ってきたのか、考えてみましょう。その人自身に関心を向けることから支援が始まります。またこの先、認知機能や身体機能が低下していく可能性を考え、先を見据えた支援も必要です。

第 7 章　糖尿病患者への支援

家族や介護者とのかかわり

☑キーパーソンは誰なのかを把握します。家族と同居していても、キーパーソンは家族ではない場合があります。「家族」が協力できないケースも視野に入れておきましょう。

☑介護保険の必要性を感じず、申請をしていない人もいます。必要に応じて介護認定をスムーズに申請できるようにします。

☑メディカルソーシャルワーカーや訪問看護師、ケアマネジャーとの連携が必要になるケースもあります。先々を見据え、支援体制を整えます。

☑家族がキーパーソンとなる場合、家族の生活にも目を向けます（表、図2）[3]。仕事をしている家族が頻回注射療法を患者の代わりに行うことや見守ることはむずかしいです。治療をサポートをする人の状況や生活についても考え、折り合い点を見つけていきます。

☑けっして押しつけることのないように、患者や家族に対しては敬意をもって接しましょう。コーディネーターとして調整を図ることが重要です[1]。

表 家族アセスメントの視点（文献3を参考に作成）

- 家族構成
- 家族の発達段階
- 家族の役割や勢力関係
- 家族の人間関係、情緒的関係
- 家族のコミュニケーション
- 家族が活用しているストレス処理や対処方法
- 家族の価値観
- 家族の適応力・問題解決能力
- 親族や地域社会との関係・家族の資源
- 家族の病気についてのとらえかた・理解
- 家族の期待・希望
- 家族の日常生活、セルフケア行動やセルフケア能力

ライフステージによって
重要他者の役割は変わる

・小児期　・壮年期
・青年期　・老年期

病型によって重要他者の
感じかたは違う

・1型糖尿病・2型糖尿病

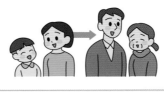
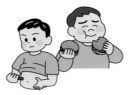

患者も家族も生きているかぎり一定した状態にはとどまりません

図2 家族を取り巻く家族の理解

引用・参考文献

1) 日本糖尿病療養指導士認定機構編. "ライフステージ別の療養指導：高齢期". 糖尿病療養指導ガイドブック2023. 東京, メディカルレビュー社, 2023, 175-90.
2) 日本老年医学会・日本糖尿病学会編・著. "4. カテゴリー分類による血糖コントロール目標". 高齢者糖尿病診療ガイドライン2023. 東京, 南江堂, 2023, 93-5.
3) 野嶋佐由美. 家族像の形成. 臨牀看護. 25 (12), 1999, 1767-71.

第7章　糖尿病患者への支援

ここにも注目！

キーパーソンも大切に

　高齢の患者への支援を考えるとき、家族や重要他者は欠かせません。しかしその人たちにも生活があり、支援することが「あたり前」ではないかもしれません。支援する側の負担や思いについても配慮することが大切です。

索引

数字・欧文

1 型糖尿病 ················· 10, 21, 84
2 型糖尿病 ················· 12, 22, 82
75gOGTT ······················ 16
CGM ··························· 143
CSII ·························· 144
DPP-4 阻害薬 ·················· 129
FGM ··························· 143
GLP-1 受容体作動薬 ············ 134
HbA1c ·························· 16
QOV ···························· 44
SAP ··························· 144
SGLT2 阻害薬 ·················· 132
SMBG ·························· 143
α-グルコシダーゼ阻害薬（α-GI）······· 130

あ行

アルコールとの付き合いかた ··············· 169
イメグリミン ···················· 128
医療費 ·························· 28
インスリン注射の手技 ············· 147
インスリン抵抗性 ················ 10
インスリン分泌能低下 ············· 10
インスリン療法 ·············· 137, 147

か行

カーボカウント ················· 101

下肢閉塞性動脈疾患（LEAD）·············· 59
がん ··························· 70
患者心理 ······················ 166
感染症 ························· 36
冠動脈疾患 ····················· 56
急性合併症 ················· 26, 31
急性効果 ······················ 105
禁煙 ·························· 169
空腹時血糖値 ··················· 16
血糖自己測定 ··················· 143
血糖値 ························· 16
血糖パターンマネジメント ················· 145
血糖モニタリング ················ 142
減塩 ··························· 97
高血圧 ························· 72
高浸透圧高血糖状態 ·············· 35
高齢者糖尿病 ·············· 14, 178
骨粗鬆症 ······················ 66

さ行

細小血管症 ····················· 28
サルコペニア ···················· 91
自己効力感 ···················· 166
脂質異常症 ····················· 74
歯周病 ···················· 67, 171
持続血糖モニター ················ 143
持続皮下インスリン注入療法 ············· 144
シックデイ ················· 151, 175
食事療法の目的 ················· 78

随時血糖値 ………………………………… 16
スティグマ ……………………………… 23, 167
スルホニル尿素（SU）薬 ………………… 125
速効型インスリン分泌促進薬
（グリニド薬）……………………………… 127

た 行

大血管症 ……………………………… 28, 55
チアゾリジン薬 ……………………………… 124
低血糖 ………………… 85, 113, 151, 172
糖毒性 …………………………………… 15
糖尿病合併妊娠 …………………………… 13
糖尿病性ケトアシドーシス ………………… 31
糖尿病性神経障害 ………………………… 38
糖尿病性腎症 ……………………… 47, 96
糖尿病性足病変 …………………… 61, 157
糖尿病の治療目標 ………………… 20, 27
糖尿病の病態 ……………………………… 10
糖尿病網膜症 ……………………………… 43

な 行

尿検査 …………………………………… 17
妊娠 …………………………………… 13, 22
妊娠中の明らかな糖尿病 ………………… 13
妊娠糖尿病 ………………………… 13, 87
認知症 …………………………………… 67
脳血管障害 ……………………………… 58

は 行

配合薬（経口薬）………………………… 134
ビグアナイド薬 …………………………… 122
肥満 …………………………………… 72
フットケア ………………………… 156, 160
フレイル …………………………………… 91
分割食 …………………………………… 88

ま 行

末梢動脈疾患（PAD）…………………… 59
慢性合併症 ……………………………… 26
慢性効果 ………………………………… 105
無自覚性低血糖 ………………………… 173
無痛性心筋梗塞 ………………………… 57
メタボリックシンドローム ………………… 75
メディカルチェック ……………………… 111

ら 行

レガシー効果 …………………………… 30

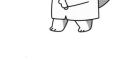

● 増刊への感想・提案

　このたびは本増刊をご購読いただき、まことにありがとうございました。編集部では今後も、より皆さまのお役に立てる増刊の刊行を目指してまいります。つきましては本書に関するご感想・ご提案などがございましたら、当編集部までお寄せください。また、掲載内容につきましてのご質問などがございましたらお問い合わせください。

● 連絡先：〒532-8588　大阪市淀川区宮原3-4-30 ニッセイ新大阪ビル16F
　　　　　株式会社メディカ出版「糖尿病ケアプラス編集部」
　　　　　E-mail：DMcare@medica.co.jp

The Japanese Journal of Diabetic Caring Plus　糖尿病ケア⁺（プラス）　2024年春季増刊（通巻258号）

病態・治療・ケアの基本をギュッと凝縮！
糖尿病看護 はじめてナビ

2024年3月10日　発行	編　　著	肥後 直子
	発 行 人	長谷川 翔
	編集担当	浅田朋香／富園千夏／西川雅子
	編集協力	芹田雅子／高島美穂／加藤明子
	イラスト	中村恵子
	デザイン	大西由美子（バウスギャラリー）
	発 行 所	株式会社メディカ出版
		〒532-8588　大阪市淀川区宮原3-4-30 ニッセイ新大阪ビル16F
		編　集　　　　　電話 06-6398-5048
		お客様センター　電話 0120-276-115
		E-mail　DMcare@medica.co.jp
		URL　https://www.medica.co.jp/
	広告窓口	総広告代理店　株式会社メディカ・アド　電話 03-5776-1853
	組　　版	稲田みゆき
定価（本体 3,200円＋税）	印刷製本	株式会社シナノ パブリッシング プレス

ISBN978-4-8404-8376-6